춤 핸드북 3

라인댄스 가이드북

이미경 · 이정숙

춤 핸드북 3

라인댄스
가이드북

이미경 · 이정숙

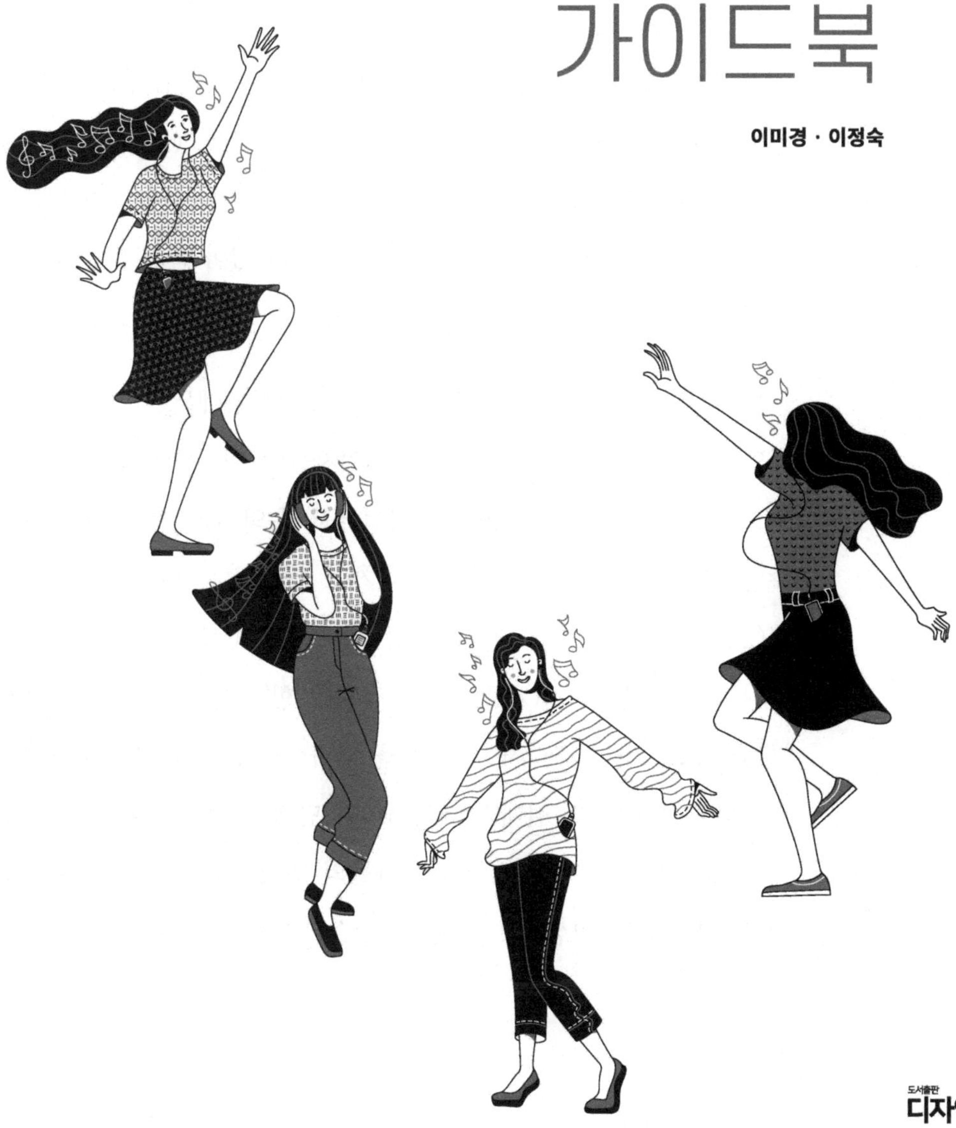

도서출판
디자인21

들어가며

'춤'은 남녀노소를 불문하고 삶을 즐겁고 행복하게 한다고 합니다.

'춤'이 어렵다는 것은 잘 걷지 못한다는 것을 의미합니다. 이는 아기가 걷기 이전과 이후의 생활이 매우 달라지는 것처럼 춤도 같은 원리입니다. 영국의 과학저널리스트 케럴라인 윌리암스(2021)는 인간은 춤추기 위해 태어났다고 합니다. 춤은 내 몸을 변화시키고, 생각을 변화시키고, 주변 사람들과 동기화 하는 기능이 있어 춤의 생활화는 긍정적인 삶의 질을 선물하는 활동입니다.

명지대학교 통합치료대학원 생활체육교육학과에는 현장에서 오랫동안 무용, 춤, 댄스를 지도해 온 경력자들이 입학하여 학업을 이수하고 있습니다. 이들은 대학원 과정에서 춤의 과학적 관점에 대한 수업들을 통해 생각을 변화시켜 나가고 있습니다. 케럴라인 윌리암스(2021)의 '움직임의 뇌과학', 장동선 박사(2018)의 '뇌는 춤추고 싶다', 켈리 멕고니걸(2020)의 '움직임의 힘', 웬디 스즈키(2020)의 '체육관으로 간 뇌과학자'에서 춤을 뇌과학, 뇌신경과학적 관점에서 설명하고 있고 삶의 절대적 에너지이자 면역력 강화제이며 자연친화적 항생제라 합니다. 이러한 과학자들의 외침을 저는 춤을 지도했던 인생 40년 동안 임상적으로 체험하였습니다. 하여 저는 이 학자들의 의견에 동의하는 춤 예찬론자입니다.

라인댄스의 매력에 푹 빠진 늦깎이 제자가 저희 대학원에 입학을 하였습니다. 그 학생은 졸업 때까지 라인댄스에 대한 이야기만 하고, 라인댄스가 자신의 삶을 변화시켰다고 행복하게 말하곤 합니다. 하여 저는 그 제자에게 라인댄스에 대한 열정의 시간을 선물로 주고 싶었습니다. 무엇이 있을까? 생각하다가 소박하게 라인댄스와 함께한 열정을 글로 정리하여 남기게 하고 싶었습니다. 그 제자는 나이가 있어 그리 쉽지는 않겠지만 해 보겠다고 용기를 내었습니다. 누구나 글을 만나면 진지해지기 마련이지요. 사실 저는 덜컹 겁이 났지만 그래도 우리 대학원을 찾아온 귀한 인연이라 완성되기까지 친구가 되어주기로 자청하였습니다.

1년 여의 어려운 시간을 보내는 동안 저와 늦깎이 제자는 라인댄스 안에 숨어있었던 많은 보석을 탐색하였고, 하나의 주제로 다양하게 소통하는 동안 만남의 귀중함을 인식하는 깊이도 깊어져 갔습니다. 이러한 인고의 시간을 견디고 소소하나마 라인댄스 가이드북을 마무리하는 늦깎이 제자에게 박수를 보냅니다. 그리고 이 책이 라인댄스 예비지도자들의 좋은 지침서가 되기를 기대하면서 저도 붓을 내려 놓습니다.

최근 사회에서 증가하고 있는 몇 가지 현안 중 제가 좀 꾸준히 들여다 보는 부분은 여가시간과 평균수명입니다. 이 두 주제는 인간의 삶의 질과 관련이 있고 건강해야 하는 이유는 무엇인가? 어떻게 해야 하는가?에 대해 생각하게 하는 주제입니다.

우리의 삶의 질은 움직임의 양과 비례적 관계라고 합니다. 하여 저는 다양한 춤을 핸드북 시리즈로 엮어나가고 있습니다. 늦깎이 제자와 함께 작업한 라인댄스가 춤 핸드북 3의 주제가 되었습니다.

2024. 04.
모든 사람을 춤추게 하고 싶은
Wellness Dance Edu. 연구자.
이정숙 올림.

인사말

춤을 배워 본 적도 없고, 잘 추지도 못했던 중년의 내가 미국에서 우연히 라인댄스를 만나게 되었습니다. 멋진 음악에 맞추어 자연스럽게 움직이는 라인댄스에 매료되어 지금까지 라인댄스 강의를 하고 있습니다.

라인댄스는 나의 인생의 터닝 포인트가 되어 준 기적의 선물입니다. 나는 라인댄스를 할 때 가장 행복합니다. 함께 라인댄스를 하는 사람들이 나와 같은 행복을 느끼기를 바라는 마음으로 라인댄스를 이렇게 소개합니다.

"라인댄스를 하시면, 인생이 즐거워집니다. 댄스를 하시다 보면, 스스로 행복해져 있는 자신을 만나게 됩니다."

라인댄스는 다른 사람들에게 보여주는 춤이 아니라, 춤을 추는 자신이 얼마나 행복한지를 느끼게 해주는 춤이라고 생각합니다. 라인댄스는 내면에 잠재되어 있던 새로운 자신과의 만남으로 잃었던 건강과 행복을 다시 찾아 주는 에너지원이기도 합니다. 자신의 내면에 잠재된 에너지를 느끼고 음악의 리듬에 따라 춤에 몰입하다 보면 어느 순간 육체적, 정신적으로 건강해져 있는 자신을 만나게 됩니다. 이것이

라인댄스를 하는 이유입니다.

19년 가까이 라인댄스를 하면서 함께 했던 수강생들의 삶이 변화되었던 체험은 라인댄스가 치유프로그램이라는 확신과 지도자로서 보람과 긍지를 가져다주었습니다. 나는 명지대학교 통합치료대학원 생활체육교육학과 실용무용에서 춤의 효과와 가치 등의 공부는 이러한 확신과 지도자로의 자부심을 좀 더 확고히 하게 해 주었습니다. 또한 춤의 움직임이 삶의 질에 어떤 영향을 미치는지에 관한 공부는 나의 인생에 새롭고 신선한 도전이었습니다. 졸업을 앞두고 라인댄스로 채워진 나의 삶을 풀어내서 책으로 정리해 보자는 이정숙 교수님의 권유는 나의 가슴을 뛰게 했지만 준비할수록 한계에 부딪혀 포기하고 싶을 때도 있었습니다. 그래도 교수님의 격려와 가족, 그리고 오랜 시간 라인댄스를 함께 해온 동료들의 응원으로 용기를 내보았습니다. 부족하지만 라인댄스를 가르치는 사람들과 배우는 사람들에게 작은 도움이 되기를 바라는 마음으로 지금까지의 라인댄스 지도 경험과 대학원 수업에서 공감한 내용을 정리해보았습니다.

이 책은 총 3부로 라인댄스 이해, 라인댄스 실제 그리고 나의 라인댄스 이야기로 구성했습니다.

1부에서는 라인댄스의 이해로 라인댄스 개념, 가치, 티칭 가이드의 내용을 담았습니다. 1장은 라인댄스의 개념으로 라인댄스 구성, 종류, 유래, 그리고 2장은 나의 경험을 토대로 자신감의 원천, 삶의 재발견, 암을 치유하다, 공동의 관심사, 커뮤니티 댄스에서 라인댄스 가치를 찾아보았습니다. 마지막 3장은 티칭 가이드로 기본 동작 용어, 스텝 용어 그리고 안무사이트에서 안무 찾기, 지도자의 자질이 핵심 내용입니다.

2부는 라인댄스의 실제로 라인댄스 지도를 위한 안무 시트 이해하기와 자신만의 안무 노트 만들기의 예시를 정리해보았습니다. 안무 예시들은 본인이 직접 만든 안무들과 가장 인기 있었던 안무, 그리고 워크숍에 참여했을 때 감동을 하였던 안무를 실제 안무사이트에서 발췌하여 정리했습니다.

3부는 라인댄스에 빠지게 된 저의 이야기입니다.

내가 라인댄스 매력에 빠져 열정적으로 라인댄스를 할 수 있었던 것은 동료들과 수강생들의 지지와 응원 때문이라 생각합니다. 대학원 진학과 오랜 기간 라인댄스 지도자의 길에서 힘들고 지칠 때마다 지지해 주고 응원해 준 남편과 가족이 있었기에 여기까지 올 수 있었습니다. 그리고 무엇보다 라인댄스 가이드북을 구성할 수 있도록 동기를 부여해 주시고 끝까지 함께 해주신 명지대학교 통합치료대학원 생활체육교육학과 이정숙 교수님을 비롯하여 모든 분께 진심으로 감사를 드립니다.

2024. 04.
라인댄스를 사랑하는
미미라인댄스포에버 대표
이미경 올림

차례

제2부 라인댄스의 실제 / 85

제3부 나의 라인댄스 이야기 / 177

제1부

라인댄스의 이해

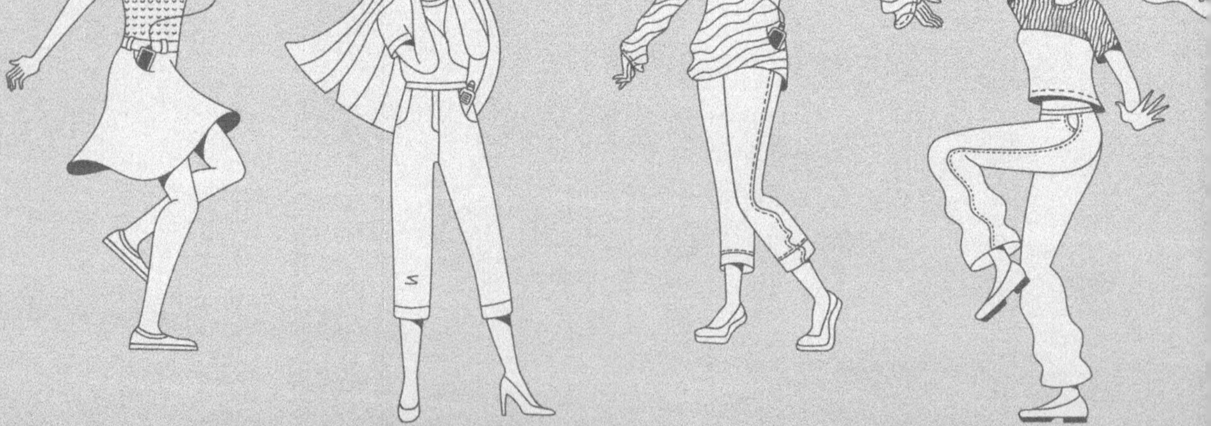

제1장

라인댄스Line Dance의 개념

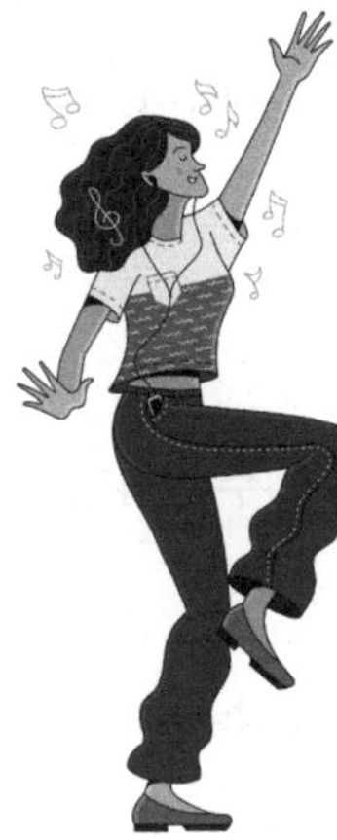

라인댄스(Line Dance)는 여러 사람이 줄(Line)을 지어 추는 춤을 말하며 방향(Direction)과 각도(Angle) 그리고 스텝(Step)이라는 기본 요소들을 포함하고 있다. 따라서 라인댄스는 라인(Line) 즉, 줄을 유지하면서 음악에 맞춘 동작을 방향과 각도에 따라 음악이 끝날 때까지 반복적으로 추는 춤이다. 라인댄스 안무의 리듬은 기본적으로 4/4박자와 왈츠의 3/4박자로 구성되어 있다.

라인댄스의 특징은 파트너가 필요 없다는 것과 연령과 성별의 제한이 없어 모두가 함께 출 수 있는 대중적인 댄스라는 것이다. 라인댄스가 단순한 움직임으로 누구나 할 수 있는 대중적인 댄스이지만, 예술성과 높은 테크닉을 요하는 동작까지 다양한 장르를 포함하고 있다. 그리고 라인댄스는 글로벌 댄스로 여러 나라의 많은 사람이 공유하고 즐기고 있다.

1. 라인댄스(Line Dance)의 구성

라인댄스(Line Dance)의 구성은 벽(Wall), 박자(Count), 난이도(Level), 음악(Music), 안무가(Choreographer)이다.

이러한 5개의 구성요소는 라인댄스 스텝 시트(Step Sheet) 상단에 반드시 기록되는 필수 내용이다.

1) 벽(Wall)

벽(Wall)은 라인댄스를 추는 4면의 벽(Wall), 즉 정면, 좌면, 우면, 후면을 가진 공간을 말한다.

벽(Wall)은 라인댄스를 추는 기준점이다. 라인댄스를 잘 추기 위해서는 4면의 벽을 기준으로 방향과 각도에 대한 인식이 매우 중요하다. 따라서 벽(Wall)과 방향(Direction), 그리고 시간(Time)과 각도(Angle)의 관계를 이해하는 것이 필요하다.

(1) 벽(Wall)과 시간(Time), 방향(Direction)의 관계

라인댄스에서 4면의 벽(Wall)은 정면, 좌면, 우면, 후면으로 구분하고, 시간(Time)은 시계 방향(RLOD)으로 12시, 3시, 6시 9시로 구분한다. 시계 반대 방향(LOD)으로 12시, 9시, 6시, 3시이다.

첫 번째 벽(Wall) 정면은 춤을 추기 시작하는 기준점으로 12시이다.

두 번째 벽(Wall)은 오른쪽 방향으로 3시, 왼쪽 방향으로 9시이다.

세 번째 벽(Wall)은 6시이다.

네 번째 벽은 오른쪽 방향의 9시와 왼쪽 방향의 3시이다.

라인댄스 지도자는 벽과 시간, 그리고 방향에 대한 관계를 충분히 숙지하고 지도하는 것이 중요하다.

(2) 각도(Angle)와 시간(Time)의 관계

각도(Angle)에는 45°, 90°, 180°, 270°, 360°가 있다.

① 90°는 12시를 기준으로 하여 오른쪽 3시와 왼쪽 9시이며 1/4로 표기하고 쿼터 턴(Quarter Turn)이라 한다.

② 180°는 6시로 1/2로 표기하고 하프 턴(Half Turn) 이라 한다.

③ 270°는 3/4으로 표기하고 3쿼터 턴(Three Quarter Turn)이라 한다.

④ 360°는 돌기 시작한 지점으로 다시 돌아오는 것을 말하며 풀턴(Full Turn)이라 한다.

⑤ 45°는 1시 30분, 4시 30분, 7시 30분, 10시 30분으로 대각선 방향을 말한다.

(3) 안무 구성에서 벽(Wall)의 기능

안무 구성에서의 벽(Wall)에는 One Wall Dance(1 Wall Dance), Two Wall Dance(2 Wall Dance), Four Wall Dance(4 Wall Dance)가 있다.

① One Wall Dance는 구성된 안무를 12시에서 시작하여 12시에서 마무리가 되어 음악이 끝날 때까지 계속 한 면의 벽(1 Wall)에서만 반복하여 춘다.

② Two Wall Dance는 12시에서 시작하여 6시에 마무리 되고, 다시 6시에 시작하여 12시에서 마무리로 된다. 정면, 후면 두 면의 벽(2 Wall)에서만 반복하며 춘다.

③ Four Wall Dance는 12시에서 시작하여 오른쪽으로는 3시, 6시, 9시이고 왼쪽으로 9시, 6시, 3시이다, 따라서 Four Wall Dance는 4면의 벽(4 Wall)에서 시작과 마무리를 하며 음악이 끝날 때까지 반복하며 춘다.

2) 박자(Count)

라인댄스에서 박자(Count)는 음악의 리듬을 말한다.

일반적으로 4/4박자의 마치(March) 리듬과 3/4박자 리듬의 왈츠(Waltz)가 있다. 4/4박자 마치 리듬의 음악들은 8박자(Count)를 한 단위(Section)로 하고 3/4박자 리듬의 왈츠 리듬은 6박자(Count)를 한 단위(Section)로 구성하고 있다.

4/4박자 리듬의 음악은 4개의 단위(4 Section, 32 count), 6개 단위(6 Section, 48 count), 8개 단위(8 Section, 64 count), 9개 단위(9 Section, 72 count)등으로 라인댄스를 구성하고 있다. 가장 일반적인 라인댄스 박자(Count) 구성은 32박자(Count)와 64박자(Count)이다. 특히 입문자와 초급자를 위한 라인댄스는 32박자(Count)로 구성된 것이 가장 많다. 하지만 라인댄스의 구성 박자의 길이가 라인댄스의 난이도로 결정되는 것은 아니다.

또한 라인댄스 음악 리듬에는 박자 구성 외에 태그(Tag), 브리지(Bridge), 그리고 리스타트(Restart)가 있어 음악 리듬의 흐름을 완전히 이해하는 것이 매우 중요하다.

태그(Tag), 브리지(Bridge), 그리고 리스타트(Restart)의 역할을 다음과 같다.

(1) 태그(Tag)

태그(Tag)는 사전적 의미로 '꼬리표를 붙이다'이다. 라인댄스의 안무를 구성 할 때 단위(Section)별로 라인댄스 스텝을 구성하게 된다. 그런데 음원에 따라 전체 단위(Section) 혹은 개별 단위(Section) 사이에 남는 박자가 생긴다. 이렇게 꼬리처럼 남는 박자의 스텝을 태그(Tag)라 한다. 태그의 박자는 일정하지 않다. 태그(Tag) 스텝을 한 후에는 바로 처음 단위(Section)에서 다시 시작(Restart)을 하게 된다.

(2) 브리지(Bridge)

브리지(Bridge)는 사전적 의미로 '다리'이다. 브리지 역시 남는 박자에 스텝을 만들어 연결하는 것을 말한다. 브리지도 연결해주는 역할로는 태그와 같은 기능을 가지고 있다. 브리지와 태그와 다른 점은 단위(Section) 사이 남는 박자에 스텝을 넣어서 다음 단위로 바로 연결해서 춤을 이어가게 하는 것은 브리지(Bridge)이고, 리스타트(Restart)로 춤을 다시 시작하는 것은 태그(Tag)이다.

(3) 리스타트(Restart)

리스타트(Restart)는 춤을 추는 중간 지점에서 혹은 태그를 한 이후 첫 단위(Section)의 안무로 돌아가서 다시 시작(Restart)하는 것을 말한다.

3) 난이도(Level)

모든 움직임의 기술은 위계적으로 변화하므로 난이도가 있다. 라인댄스에도 동작의 기술에 따라 연습의 필요량이 다르다. 따라서 라인댄스를 할 때 다양한 조건에 따른 난이도의 구분이 필요하다.

라인댄스의 난이도(Level)는 일반적으로 초급(Beginner), 발전된 단계(Improver, High-Beginner), 중급(Intermediate), 고급(Advanced)으로 구분된다.

(1) 초급(Beginner Level) 적응기

초급(Beginner Level)은 처음 라인댄스를 시작하는 단계로 라인댄스 적응기라 할 수 있다. 처음 시작하는 대부분의 사람들은 음원을 이해하는 것과 스텝이나 동작을 수행하기가 쉽지 않다. 따라서 이 단계에는 라인댄스 기초스텝 익히기와 음악의 리듬과 박자 익히기가 중요하며 반복적인 연습이 중요한 시기이다.

이 시기의 특징은 라인댄스를 배우려는 의욕과 함께 새로운 움직임에 즐거움도 있지만 익숙하지 않은 움직임과 라인댄스 용어 등으로 스트레스에 노출되기도 한다.

(2) 발전된 수준(Improver Level) 안정기

발전된 수준(Improver Level)은 라인댄스의 기본스텝을 잘 알고 지도자의 지시어에도 익숙할 뿐 아니라 댄스의 움직임에도 자신감이 생기는 시기이다. 이 시기는 댄스에 흥미를 느끼고 다양한 장르 음악과 댄스에 집중력과 몰입이 크게 향상되는 시기이다.

이 시기의 특징은 개인적으로 댄스에 대한 스트레스가 사라지고 움직임의 기술이 확장되면서 댄스의 자신감이 높아지는 시기이다. 또한 자신의 신체적 움직임의 수용 능력이 향상됨에 따라 외적 환경으로 주위의 폭을 넓혀가는 시기이므로 참여자들과의 관계가 친숙해지며 끈끈한 동료애가 생긴다. 특히 라인댄스는 그룹으로 함께 추는 춤으로 서로 협력하고 조화를 이루어 나가는 가운데 사회적 연결과 친목을 도모할 수 있다.

(3) 난이도가 높은 수준(Intermediate Level) 도전기

난이도가 높은 수준(Intermediate Level)은 라인댄스의 질적 난이도에 도전하려는 욕구가 강해지는 도전기라 할 수 있다.

이 시기의 특징은 춤 동작의 테크닉과 음악 장르에 대한 이해도가 높아지면서 라인댄스에 대한 자신감이 높아진다. 단순한 동작에서 벗어나 댄스의 기교를 구사하게 되며 의상과 외모에 관한 관심도 높아지면서 성취감과 만족도가 크게 높아지는 시기이다.

(4) 전문적 수준(Advanced Level) 완성기

전문적 시기(Advanced Level)은 라인댄스의 스텝 및 동작의 난이도에 따른 도전을 지속하면서 라인댄스의 안무와 기획, 행사, 워크숍을 리드 할 수 있는 시기이다.

이 시기의 특징은 라인댄스에 대한 개성과 취향이 분명해지고 자신감이 생겨 지도자에도 도전하고자 하는 욕구가 생긴다. 이 단계까지는 많은 시간과 노력이 요구되며 인내가 필요하다. 이 시기는 취향과 수준이 비슷한 동아리 반을 구성하거나, 전문 연구반, 공연반 등 특별반을 구성하여 자기 발전에 임하게 된다.

4) 음악(Music)

라인댄스 음악은 컨트리(Country)에서 시작하여 문화의 변화와 미디어의 영향으로 락앤롤(Rock&Roll), 디스코(Disco), 왈츠(Waltz), 탱고(Tango), 삼바(Samba), 맘보(Mambo), 룸바(Rumba), 재즈(Jazz), 힙팝(Hip-Pop), 팝(Pop) 등 다양한 장르의 음악들로 발전되었다. 2000년대 이후는 세계적인 유명 아티스트들의 음원뿐 아니라 한국의 K-pop과 트로트(Trot)가 크게 인기를 끌면서 라인댄스의 주요 음원으로 채택되고 있다. 음악의 장르가 다양해지면서 라인댄스의 안무들도 다양해지고 있다.

5) 안무가(Choreographer)

모든 춤에는 안무가가 있다. 라인댄스 안무가(Choreographer)는 자신이 원하는 음악(Music)에 일련의 라인댄스 스텝과 동작을 조합하여 월(Wall), 박자(Count), 난이도(Level)의 라인댄스 구성요소를 갖추어 안무를 만드는 사람을 말한다.

라인댄스 안무가는 음악의 박자와 리듬을 충분히 이해하고 음악에 맞은 동작으로 라인댄스 안무를 만들 수 있다면 누구나 안무가가 될 수 있다.

라인댄스의 안무가는 자신이 만든 안무를 스텝 시트로 만든 후에 쉽게 찾아볼 수 있는 웹 사이트(Copperknob)에 기재하여 공유하게 된다. 라인댄스 안무는 음악의 성격에 맞는 스텝과 동작 구성이 중요하다. 그리고 시대성, 사회성, 세대성에 맞는 음원 선택과 동작 구성 역시 중요하다. 이러한 구성으로 완성된 라인댄스 안무가 웹사이트(Copperknob)에서 라인댄스 동호인들에 의해 선택되고 보급되면 안무가로서 인정받게 된다.

2. 라인댄스의 종류

라인댄스의 종류는 일반적으로 라이즈 앤 폴(Rise & Fall), 릴트(Lilt), 스무스(Smooth), 큐반(Cuban), 펑키(Funky), 노벨티(Novelty) 등 6개의 장르로 분류한다.

1) 라이즈 앤 폴(Rise & Fall)

라이즈 앤 폴(Rise & Fall)은 파도의 오르내림처럼 무릎을 상하로 움직여 우아하게 표현하는 춤이다.

라이즈 앤 폴(Rise & Fall)은 스윙 앤 스웨이(Swing & Sway) 모션을 사용하는 춤으로 왈츠(Waltz), 비애니스 월츠(Viennese Waltz), 폭스트롯(Fox Trot), 킥 스텝(Quick Step) 등이 있다.

2) 릴트(Lilt)

릴트(Lilt)는 바운싱 모션(Bouncing motion)을 사용하는 댄스이다. 특히 운동량이 많은 춤이다.

내용으로는 자이브(Jive), 이스트 코스터 스윙(East Coaste Swing), 폴카(Polka), 삼바(Samba) 등이 있다.

3) 스무스(Smooth)

스무스(Smooth)는 바운싱(Bouncing)을 사용하지 않고 수평적으로 부드럽게 움직이는 댄스이며 플랫 모션(Flat Motion)을 사용하는 춤이다.

내용으로는 나이트클럽 투 스텝(Nightclub Two Step), 웨스터 코스터 스윙(West Coast Swing), 허슬(Hustle), 탱고(Tango) 등이 있다.

4) 큐반(Cuban)

큐반(Cuban)은 라틴(Latin)모션을 수반하며 무릎, 배, 힙의 움직임을 적절히 사용하는 춤이다.

내용으로는 차차차(Cha Cha Cha), 맘보(Mambo), 룸바(Rumba) 등이 있다.

5) 펑키(Funky)

펑키(Funky)는 신체의 부분들을 털어내듯이 꺾고, 던지고, 돌리고, 뒤집고, 튕기고, 흔들면서 스타카토로 끊는 것과 같은 동작을 가진 춤이다.

내용으로는 스트릿 댄스(Street Dance)를 포함한 브레이크 댄스(Break Dance)와 힙합댄스(Hip Hop Dance), 치어리딩(Cheer leading), 모던 댄스(Modern Dance) 등이 있다.

6) 노벨티(Novelty)

노벨티(Novelty)는 가장 대중적이어서 남녀노소 누구나 쉽게 접할 수 있는 모든 장르를 포함하고 있다. 뚜렷한 형식을 가지지 않고 자신만의 색으로, 느낌으로 표현할 수 있는 댄스로 통칭한다. 다른 표현으로는 스테이지(Stage)라고도 한다.

노벨티(Novelty)는 특정한 곡에 여러 동작을 콤비네이션으로 만들어 출 수 있는 춤으로 뮤지컬이나, 브로드웨이 쇼와 같이 드라마처럼 즐기며 출 수 있다. 이 중에 노벨티 장르의 라인댄스는 대중적으로 유행하는 음악으로 안무하여 세대 간 격차를 해소하고 공감하게 하는 장점을 가지고 있다(출처: 라인댄스 카페 https://cafe.daum.net/jjlinedance).

3. 라인댄스의 유래

라인댄스의 유래는 명확하지 않다. 다만 1650년 영국에서 컨트리 댄스 안무 노트(Step Sheet)가 책으로 기록되어 있어 라인댄스의 유래를 추측하고 있을 뿐이다.[1)]

영국의 컨트리 댄스(Country Dance)는 콘트라 댄스(Contra

Dance)에서 진화된 것이라는 주장이 있다.[2] 콘트라 댄스는 1800년대 초에 미국 뉴잉글랜드 주(New England State of the U.S.)에서 추었던 춤으로 추측된다. 그리고 라인댄스 유래에서 살펴본 컨트리 댄스는 유럽에서 미국으로 이주한 정착민에 의해 전파된 것으로 보고 있다. 이러한 경로로 미 중서부 지역에서 시작된 컨트리 댄스는 컨트리 음악과 함께 1800년 중반까지 미국 전 지역으로 확산하면서 발전해 갔다.

컨트리 음악(Country Music)은 1920년대에 유럽 이민자들이 그들의 음악과 악기들을 가지고 미 남부인 택사스로 모여 멕시코인들과 인디언 미국인들과 교류하며 음악 문화를 탄생시키게 되었고 이를 컨트리 음악이라 부르게 되었다고 한다. 1925년 미국 내슈빌(Nashville)에서 컨트리 가수들이 음악 공개 방송을 시작하여 전국으로 유행하게 되었고, 이후 여러 장르와 융합하면서 다양한 음원의 장르를 파생시키며 발전해 갔다.

1930년대에는 컨트리 음악(Country Music)이 재즈(Jazz)와 융합하여 만들어진 웨스트 스윙(Western Swing)이 미 서부에서 크게 유행하였고, 재즈(Jazz), 블루스(Blues), 포크송(Folksong)과도 융합하면서 빠르게 발전되어 갔다. 이러한 컨트리 음악은 미 서부의 카우보이들에게 영향을 미치면서 그들이 선술집과 댄스홀에서 춤을 추기 시작하였고 이 춤이 웨스턴 칸추리 라인댄스(Western Country Line Dance)이다. 따라서 라인댄스의 처음 명칭은

---

1) Lane, Christy (2000/1995). Christy Lane's Complete Book of Line Dancing, pp.2-4. Human Kinetics. ISBN 9780736000673. 크리스티 레인(1995). 라인댄스에 대한 모든 것

2) Ibid.

「Western Country Line Dance」라 할 수 있다. 컨트리 음악(Country Music)으로 시작한 웨스턴 칸트리 라인댄스는 해를 거듭하면서 여러 문화와 다양한 장르의 음악과 함께 변화하면서 대중화되어 갔다.

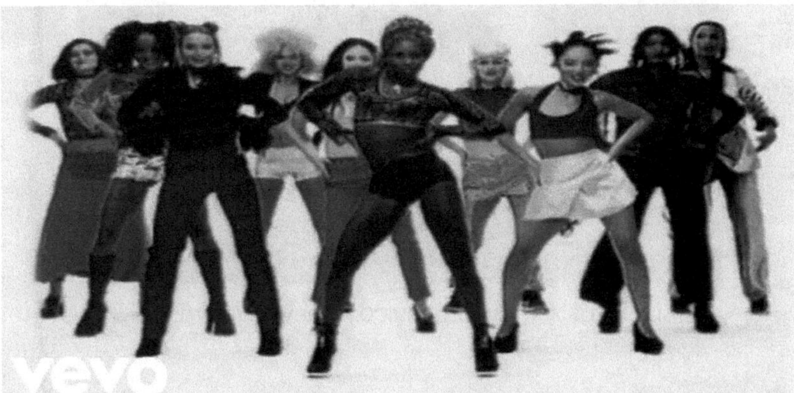

Los Del Rio 'Macarena' 리믹스 버전
출처 : https://www.indiepost.co.kr/post/7155

우리는 1990년대 전 세계를 강타했던 로스 델 리오(Los del Rio)의 마카레나(Macarena) 춤을 기억할 것이다. 남녀노소가 줄을 지어 마카레나 노래를 따라 부르며 다 함께 추던 춤이 대중화가 된 원인은 동작이 쉽다는 것과 반복적이라는 것이다. 이와 마찬가지로 2012년도 뮤직비디오로 알려지게 된 싸이의 강남 스타일을 전 세계의 사람들이 따라 하며 마치 세계가 하나가 되었던 느낌을 기억할 것이다.

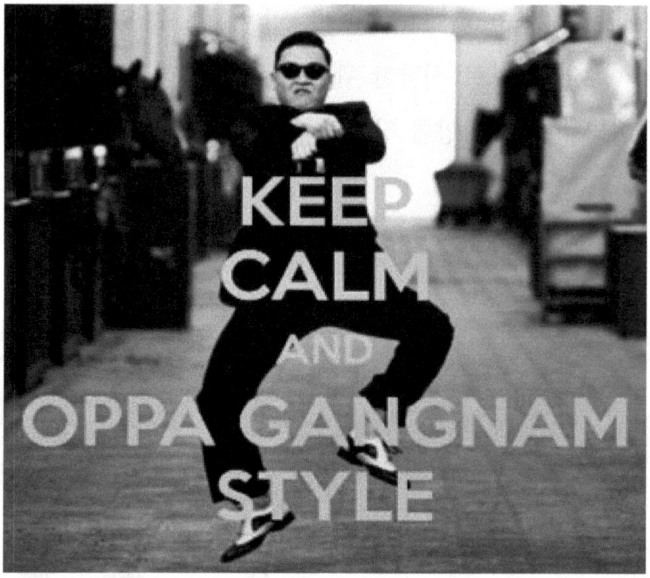

출처 : https://www.etoday.co.kr/news/view/617981

이와 같이 라인댄스는 쉬운 동작을 반복하는 과정으로 재미의 중독성이 있는 춤이다. 라인댄스의 반복성은 집중력과 몰입감을 높여주므로 동작의 숙련도를 빠르게 향상시킬 수 있어 짧은 시간에 춤의 매력에 빠지게 한다. 또한 춤은 인종과 종교, 그리고 이념을 넘어 대중들의 마음을 움직이는 힘을 가지고 있다는 것을 위의 두 사례들로 알 수 있다.

라인댄스가 사회 문화의 변화에 따라 어떠한 경로로 지금에 이르게 되었는지에 대해 1960년도를 기점으로 년도 및 이슈를 살펴보았다.

1) 컨트리 라인댄스(Country Dance)의 시작(1960년대)

1960년대를 대표하는 컨트리 라인댄스(Country Line Dance)는 더 매디선(The Madison), 헐리 걸리(Hully Gully), 샌프란시스코 스

톰(San Francisco Stomp)등이 있다.[3] 라인댄스라는 명칭이 알려지게 된 것은 The Madison 음악의 댄스가 인기를 얻게 되면서 여러 댄스 쇼에서 유행하게 되었고 이 춤이 유행하면서 라인댄스가 알려지게 되었다. 특히 컨트리 라인댄스로 정점을 이룬 댄스의 음원은 San Francisco Stomp(1961)이다.

2) 영화 속으로 녹아든 라인댄스(1970년대)

1977년 미국 영화 토요일 밤의 열기(Saturday Night Fever)에서 주연 배우 존 트라볼타(John Travolta)와 많은 사람이 당시 유행했던 디스코 음악에 따라 다 함께 디스코 댄스를 줄을 지어 춤을 추던 장면을 기억할 것이다. 디스코 음악의 강렬함과 다 함께 춤을 출 때 느끼는 강한 에너지가 너무도 매력적이고 인상적이다.

1970년대부터 라인댄스는 팝(Pop), 락앤롤(Rock & Roll), 스윙(Swing), 디스코(Disco), 라틴(Latin), 재즈(Jazz) 등 다양한 장르와 접목되면서 점점 다양하게 확장되어 갔다. 1977년 영화 토요일 밤의 열기(Saturday Night Fever)와 1980년 영화 어반 카우보이(Urban Cowboy)의 영향으로 춤, 음악, 의상까지 여러 나라에 유행하게 되었고 이러한 문화와 미디어의 영향은 라인댄스를 디스코와 결합하여 새로운 댄스 문화로 자연스럽게 변화되기 시작하였다. 특히 1970년대에는 디스코의 열풍으로 카우보이 부기(Cowboy Boogie)와 디스코

---

3) Lane, Christy (2000/1995). Christy Lane's Complete Book of Line Dancing, pp.2-4. Human Kinetics. ISBN 9780736000673. 라인댄스에 대한 모든 것 - 저자 크리스티 레인 (1995)

(Disco)가 결합 된 앨에이 허슬(LA Hustle)과 버스 스탑(Bus Stop)이 미 전역으로 확장되면서 라인댄스를 유행시켰다.

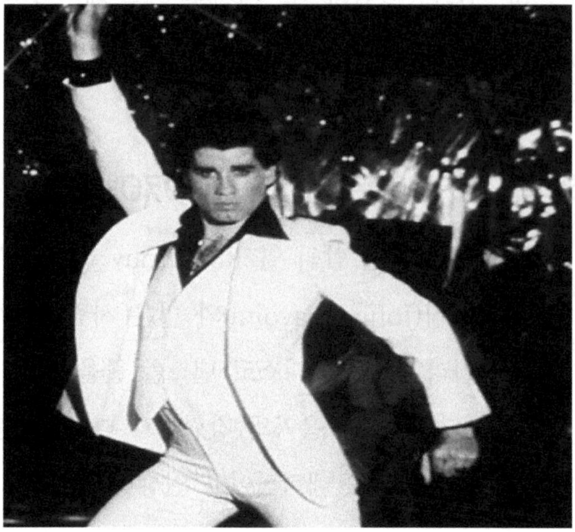

영화 '토요일 밤의 열기' 속 존 트라볼타가 디스코를 추는 장면
출처 : https://biz.heraldcorp.com/view.php?ud=20230410000249

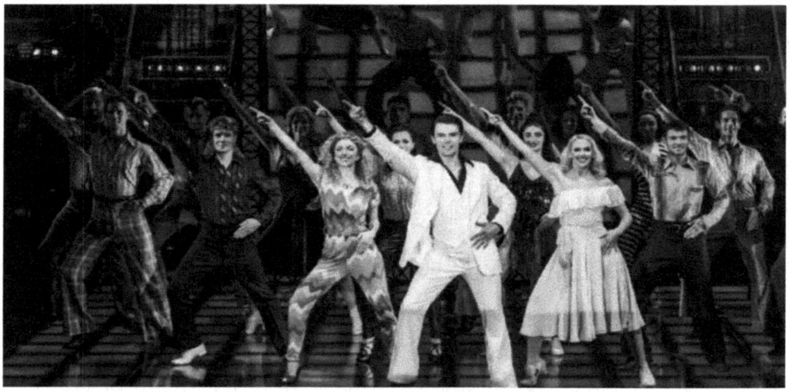

Jack Wilcox 주연의 Saturday Night Fever UK 투어,
출처 : https://www.westendtheatre.com/

3) 스텝 시트(Step Sheet)의 탄생(1980년대)

1970년대까지는 음악의 흐름에 따라 안무를 구성하였다면, 1980년대부터는 스텝의 단계를 설명해 놓은 스텝 시트(Step Sheet)를 통해 댄스를 추게 되었다고 한다.

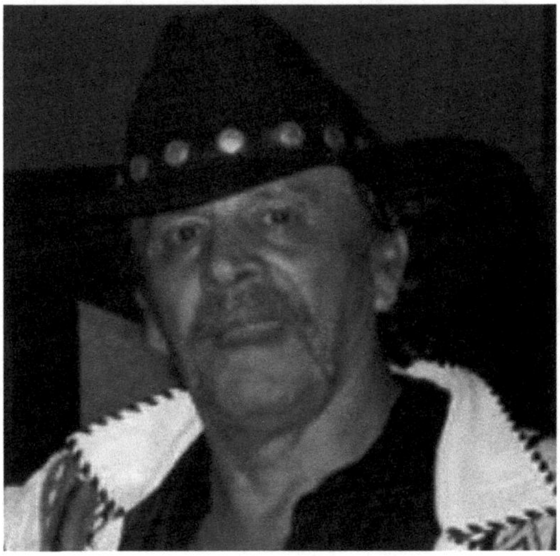

Jim Ferrazzano
출처: https://www.google.com/

최초의 스텝 시트(Step Sheet)는 1980년대 테네시 주 내슈빌(Nashville, Tennessee)에서 짐 페라자노(Jim Ferrazano)가 우연히 음악을 듣고 냅킨에 라인댄스 스텝의 단계를 적었던 것으로 알려지고 있다. 그것은 지금까지 알려지고 있는 투쉬 푸쉬 (Tush Push) 라인댄스이다.

짐페르자노의 Tush Push는 당시 유명한 댄서였던 맬라니 그린우드(Melanie Greenwood)가 Tush Push 라인댄스를 댄스홀에 많은 사람과 함께 추게 되면서 라인댄스 대중화가 되는 계기가 되었다. 이후 멜라니 그린우드는 당시 유행하였던 빌리 레이 사이러스(Billy

Ray Cyrus)의 Achy Breaky Heart 라인댄스를 만들어 뮤직비디오에 나오면서 미국 전역의 카우보이 클럽과 댄스클럽에서 크게 유행하게 되었다.[4] Achy Breaky Heart의 대성공 이후 라인댄스는 대중가수의 뮤직비디오와 영화 등에 많이 연출이 되었다.[5]

United Country Western Dance Council(UCWDC Logo)
출처 : https://en.wikipedia.org/wiki

라인댄스는 미디어의 영향으로 급속도로 대중화가 되면서 많은 사람이 즐기는 문화로 발전되어 갔다. 이 외에도 빌 바더(Bill Barder) 안무의 Boots Scootin' Boogie, Electric Slide, Good Time, Watermelon Crawl, Cupid Shuffle 등은 누구나 쉽게 배울 수 있는 라인댄스로 범국민적 생활댄스가 되었다. 1980년대에 미국의 전

4) Kjelle, Marylou Morano. Line Dances Around the World. Pg.7. Michelle Lane Publishers. 2014.

5) Lane.Christy 의 라인댄스의 모든 것. 1995년 pp.7-8

지역에서 컨트리 음악이 유행하면서 1989년도 전국 라인댄스 대표들이 펜실베니아주 그랜트빌시(Gratville City, Pennsylvania)에 모여 UCWDC(United Country Western Dance Council)를 조직하여 안무 지도를 위한 워크숍과 댄스 대회들을 통해 컨트리&웨스턴(Country&Western) 라인댄스를 체계적으로 보급하는 데 기여하고 있다.

UCWDC(United Country Western Dance Council)는 웨스턴 댄스스포츠 행사를 옹호하고 조직하는 단체이다. UCWDC 행사는 미국과 그 외 20개 이상의 캐나다, 네덜란드, 이탈리아, 독일, 한국, 벨기에, 말레이시아, 아일랜드, 일본, 중국, 남아프리카 공화국, 리투아니아에서 개최되고 있다(https://en.wikipedia.org/wiki/United_Country _Western_ Dance_Council)

4) 라인댄스 전성기(1990년대)

라인댄스 전성기는 1990년대라 할 수 있다. 1990년대는 컨트리 음악 뿐 아니라 다양한 장르의 음악들을 활용한 라인댄스가 대중들과 함께 성장하면서 세계화로 발전하였다.

멕시코의 대중가수인 카발로 도라도(Caballo Dorado) 역시 Achy Breaky Heart의 대성공에 영향을 받아 1994년 리메이크 곡을 만들어 멕시코에서 라인댄스 붐을 일으켰다.[6] 그 밖에 1992년에는 스페인 세비야 출신 남성 듀오 로스 델 리오(Los Del Rio)의 마카레나

6) Lane.Christy의 라인댄스의 모든 것. 1995년 Ibid. p.9

(Macarena) 춤이 노래와 함께 모든 나라에서 선풍적인 인기를 누렸다.

1990년대는 인기 댄스 강사들이 컨트리 음악이 아닌 당시 유행한 곡들에 맞춰 라인댄스 안무를 만들면서 라인댄스 대중화를 이끌어 내는데 크게 기여하였다. 특히 댄스스포츠 안무가들 중 Max Perry, Jo Thompson Szymanski, Scott Blevins, Michele Perron 등이 다양한 장르의 대중음악에 라인댄스 안무를 만들면서 라인댄스를 변화시켜 나갔다. 그 가운데 리키 마틴(Ricky Martin)의 La vida Loca와 지나 지(Gina G)의 Ooh Aah, Just a little bit 등이 크게 유행하면서 컨트리 음악(Country Music)뿐 아니라 대중음악(Pop)으로 안무 된 라인댄스들이 유행하였다. 결국 음악의 다양화는 라인댄스의 다양화를 이끌었고 1990년대는 많은 안무가를 탄생시키면서 라인댄스 전성기를 이루었다.

1990년대에는 라인댄스의 전성기와 더불어 많은 조직들이 구성되어 라인댄스의 보편화와 대중화로 확장해 나갔다. 대표적인 조직으로 영국의 Masters In Line(MIL)과 네덜란드의 World Country Dance Federation(WCDF)이 있다.

5) 온라인시대의 라인댄스(2000년대)

오늘날 라인댄스는 대중화와 보편화의 영향으로 라인댄스의 세계화로 되어가고 있다. 라인댄스는 건강 댄스로 알려지게 되어 많은 나라에서 인기 프로그램으로 자리하고 있다. 오늘날 온라인과 유트브의 활성화 영향으로 다양한 라인댄스를 쉽게 접할 수 있게 되었다. 컨트리 라인댄스 클럽, 사교클럽, 파티룸 뿐 아니라 피트니스센터, 문화센터, 체육센터, 복지센터 등 다양한 장소에서 연령에 따라 또는 댄스 장르에 따라 남녀노소 누구나 부담 없이 라인댄스를 즐기고 있다. 온라인이 활성화되기 이전에는 라인댄스 워크숍에서 직접 안무가들을 통해서 라인댄스를 접할 수 있었고 안무가들이 자신들의 개인 사이트에서 스텝 시트를 활용하여 라인댄스를 가르치고 보급하였다. 그러므로 라인댄스 지도자들과 라인댄스 마니아들은 워크숍과 안무가들의 개인 사이트에서만 스텝 시트와 음원들을 구매할 수 있었다. 하지만 온라인과 유트브 채널이 활성화되면서 안무가들이 안무를 직접 가르치는 영상뿐 아니라 여러 단체가 올린 영상들을 통해 쉽게 배울 수 있게 되었다. 스텝 시트는 온라인 사이트(Copperknob.co.uk)에서 구할 수 있고 음원도 누구나 쉽게 구할 수 있게 되었다. 그리고 많은 라인댄스 마니아 단체들이 자신들이 추는 라인댄스를 영상으로 올려 서로의 춤을 비교하기도 하고 라인댄스 동작을 자신들의 특성에 맞게 개발하면서 라인댄스의 기술적 수준은 점점 높아가고 있다.

2000년대 온라인시대는 라인댄스 마니아들이 세계적인 라인댄스 워크숍에서 안무가들의 새로운 댄스들을 직접 워크숍에 가지 않아도 영상들을 통해 보고 배울 수 있다. 이처럼 온라인을 통해서 라인댄스가 많이 보급되고 있지만, 라인댄스 마니아들은 여전히 여러 나라에서 페스티벌, 라인댄스 마라톤 같은 다양한 이벤트와 워크숍에 직접 참여하여 안무가들의 안무를 배우고 함께 라인댄스를 즐기는 것을 좋아한다. 그것은 대부분의 라인댄스 마니아들이 자신들이 좋아하는 안무가들과 여러 나라의 라인댄스 친구들을 만나서 직접 그들의 에너지를 느끼고 소통하는 것을 좋아하기 때문일 것이다.

제2장

라인댄스Line Dance의 가치

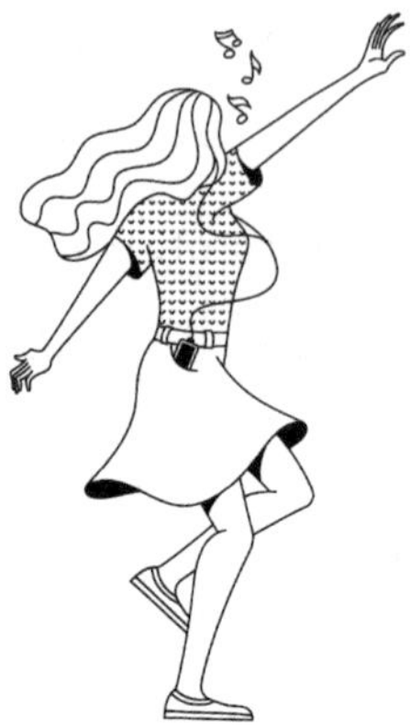

라인댄스(Line Dance)의 특징은 파트너에 대한 부담과 고도의 테크닉이 없이도 즐길 수 있다는 것이다. 또한 많은 사람들이 함께 모여 춤을 출 수 있어 타인들과의 교류가 활발하게 이루어지고 그들과의 교류는 삶의 활력이 되기도 한다. 라인댄스는 단순하고 반복적인 동작들로 남녀노소 누구나 참여하기 쉽게 구성되어 있어 높은 성취감을 느낄 수 있는 운동이다. 이러한 성취감과 만족감으로 참여자들의 신체적, 인지적, 정서적, 사회적 발달에 도움을 준다는 것으로 검증되었다(함정선, 신현균 2017).

본서에서는 라인댄스 가치를 신체, 인지, 정서, 사회 영역으로 구분하여 효과성을 살펴보고 다음으로 필자가 라인댄스를 하는 동안 체험한 개인적인 삶을 통한 라인댄스의 가치를 알아보고자 한다.

1. 라인댄스의 효과

장동선 박사의 "뇌는 춤추고 싶다"라는 책에 의하면 뇌를 건강하게 만들기 위해서는 신체적인 활동을 통해 근력을 키우고 많은 사람들을 만나고 어울리고 특히 자신의 감정을 억누르지 말고 표출해야 한다. 이것을 충족시킬 수 있는 것이 춤이라고 했다. 이와 같이 춤을 출 때 느끼는 즐거움과 인간관계에서 느끼는 행복감이 뇌 호르몬 옥시토신의 분비를 촉진시켜 뇌를 건강하게 만든다. 옥시토신은 "사랑 호르몬"으로 불리며 사회적 유대감, 신뢰, 안정감 등을 촉진시키는호르몬이다. 따라서 라인댄스는 신체적, 정서적, 인지적, 사회적인 효과로 삶의 질에도 바람직한 영향을 미친다는 것을 여러 연구에서 알 수 있다.

1) 라인댄스의 신체적 효과

라인댄스(Line Dance)의 신체적 효과로는 특히 폐경기 이후 여성의 라인댄스 참여 결과 체지방 감소, 근력 지구력 향상, 유연성 증가, 심폐지구력 향상에 대해 보고하였다(마정순 2009, 임춘규 2010). 라인댄스의 신체적인 효과를 몇 가지 제시하면 다음과 같다.

첫째, 유산소 운동으로 심혈관 건강을 증진시키고 심폐기능을 향상시킨다.

둘째, 근력과 유연성을 향상시키는데 도움을 주며, 전신 운동으로 다양한 근육을 강화하게 된다.

셋째, 균형감각을 향상시키고, 협응력과 리듬감을 발달시킨다.

넷째, 체중조절로 당뇨와 고혈압 등 성인병 예방에도 효과가 있다.

2) 라인댄스의 인지적 효과

라인댄스(Line Dance)는 신체적 활동과 예술적인 표현이 결합된 활동으로 개인의 인지능력에 긍정적 영향을 미친다. 춤의 인지적 효과는 다양한 관점에서 접근할 수 있지만 일반적인 보고를 중심으로 살펴보았다.

첫째, 기억력과 학습능력 향상이다.

춤의 순서와 움직임을 기억하고 익히는 과정에서 기억력이 향상되고 새로운 동작을 연습하는 가운데 학습 능력을 향상시킬 수 있다.

둘째, 집중력과 주의력 향상이다.

춤을 추는 동안에는 자신의 움직임과 리듬에 집중해야 하기 때문에 집중력과 주의력을 향상시킬 수 있다.

셋째, 문제해결 능력이다.

춤을 통해 몸의 움직임과 리듬에 맞춰 창의적인 문제를 해결하고 새로운 패턴을 만들어 내는 일련의 과정을 자연스럽게 해결할 수 있다.

신경과학자 다니엘 울퍼트(Daniel Wolpert)는 뇌의 목적은 오로지 움직임을 유발하는 것이라 하였다. 울퍼트 교수는 움직이지 않는다면 우리의 뇌는 퇴화하고 반대로, 움직인다면 우리의 뇌는 성장한다는 것을 강조하였다. 따라서 우리는 움직임을 어떻게 계획하고 제어하는지, 다양한 감각 정보들을 해석하고 환경을 이해하면서 행동하는 것에 대한 이해를 높이는 데에는 움직임의 역할이 중요하다. 이러한 일련의 과정이 춤의 인지적 효과라 할 수 있다.

3) 라인댄스의 정서적 효과

라인댄스(Line Dance)의 음악과 춤이 재미와 흥미를 유발하여 심리적 행복감과 자아존중감을 높여준다는 것은 누구나 알고 있는 일반적인 내용이다. 춤의 정서적인 효과의 내용을 정리하면 다음과 같다.

첫째, 운동이나 춤은 체내의 스트레스 호르몬인 '코티솔'의 수준이 감소하고, '엔돌핀'이라는 행복 호르몬이 분비되어 스트레스 해소에 도움을 줄 수 있다.

둘째, 춤을 출 때의 즐거움은 뇌에서 분비되는 도파민, 세로토닌, 노르에피네프린 등의 호르몬의 수준을 향상시켜 기분을 전환하여 우울증과 불안감을 완화하는데 도움이 된다.

셋째, 규칙적인 신체운동은 신체상의 변화와 함께 자존감을 향상시키고 자신에 대한 긍정적인 인식을 형성하는데 도움을 준다.

넷째, 적절한 운동으로의 라인댄스는 수면의 질을 향상시킬 수 있다.

다섯째, 라인댄스는 새로운 동작을 배우고 연습을 통해 성취감과 만족감으로 자신감을 향상시킬 수 있다.

이러한 정서적인 효과를 경험하기 위해서는 자신의 건강 상태와 목표에 맞는 운동 계획을 수립하여 규칙적이고 지속적으로 유지하는 것이 중요하다.

4) 라인댄스의 사회적 효과

라인댄스(Line Dance)는 여러 사람들이 모여 함께 즐기는 그룹댄스이다. 그러므로 타인들과의 교류는 삶의 활력을 줄 뿐 아니라 명랑하고 유쾌한 정서를 나눔으로 사회적 인격을 형성하는데 도움이 된다(함정선, 신현균 2017). 따라서 건전한 여가 활동으로의 라인댄스의 사회적 효과성에 대해 내용을 정리하면 다음과 같다.

첫째, 춤을 추는 동안 다른 사람들과 소통하고 친밀감을 형성할 수 있어 사회적 연결이 강화된다.

둘째, 함께 춤을 추는 동안 다른 사람들과의 공동 목표를 가지고 협력하는 가운데 소속감을 느낄 수 있다.

셋째, 라인댄스를 추면서 서로 배려하고 응원하며 사회적인 네트워크를 확장할 수 있다.

2. 라인댄스를 통한 개인적 삶의 가치

라인댄스(Line Dance)의 참여는 잠재되어 있던 창조적 에너지를 발산시키고 자신의 존재를 재확인함과 동시에 지금과 다른 삶의 의미를 찾을 수 있는 계기가 된다는 점에서 매우 희망적이고 긍정적인 활동이라고 것을 나의 오랜 라인댄스 활동을 통한 경험을 바탕으로 라인댄스의 가치를 정리해 보고자 한다.

1) 자신감의 원천(몸치도 할 수 있다)

라인댄스(Line Dance)를 처음 접하는 사람들이 가장 많이 하는 질문은 “몸치인 나도 할 수 있을까요?”이다. 그 질문에 나는 자신 있게 “저도 몸치였습니다.”라고 답을 한다.

춤을 출 때 몸을 어떻게 움직여야 하는지도 몰랐던 내가 라인댄스 강사가 되어 많은 사람들에게 라인댄스를 지도하고 있다. 내가 라인댄스 지도자가 되어 있는 지금의 상황은 주위 사람들 뿐 아니라 나 스스로에게도 놀라운 일이었다. 몸치였던 내가 춤을 출 수 있다는 사실도 놀랍지만, 더욱이 강사까지 된다는 것은 상상조차 하지 못했다.

그럼에도 내가 라인댄스 강사를 할 수 있게 된 배경에는 내가 알지 못했던 나의 타고난 기질도 있었을 것이고, 나의 학창 시절 오랫동안 해 왔던 합창 활동과 뮤지컬 활동이 도움이 되었다고 생각한다. 대부분 많은 분들이 움직임에 익숙하지 않을 뿐 누구나 자신이 춤을 출 수 있다는 사실을 모르고 있는 경우가 많다. 특히 사회적, 문화적 환경으로 자신의 감정을 표현하는 것이 익숙하지 않은 분들과 춤에 대한 편견과 선입견이 있는 경우 몸이 경직되어 움직임이 어색할 수 있다. 하지만 그동안 경험으로 누구에게든 즐기고 싶어 하는 감정들이 내면에 내재되어 있다는 것을 알게 되었다. 따라서 지도자는 누구든 내면의 감정을 표출하고 즐길 수 있도록 도와줄 수 있어야 한다. 그리고 나는 라인댄스를 통해 자신감을 얻고 신체적, 정신적으로 건강하고 활력 있는 삶으로 회복 할 수 있다고 모든 사람에게 자신있게 이야기 한다.

2) 삶의 재발견

라인댄스(Line Dance)는 나의 삶을 변화시켜준 기적 같은 선물이다. 대부분의 중년여성들은 자신의 정체성을 잊고 엄마와 아내로 살아온 모습에서 더욱 다양한 변화가 일어나기를 원하고, 잊고 있었던 자신의 모습을 찾아가기를 원한다. 나도 미국 생활 중에 그러한 고민을 안고 있었다. 이런 나에게 우연히 찾아온 라인댄스는 나의 잠재된 재능을 발견하게 해 주었고 자신감을 회복시켜 주었다. 라인댄스는 내가 무엇을 좋아 하는지, 잘하는지를 재확인 시켜준 계기가 되었고 감정에 솔직해지는 법을 깨닫게 하였다. 이러한 과정에서 나는 라인댄스 지도자가 되었다.

나는 라인댄스를 지도하면서 사람들이 행복하기 위해서 타인이 필요하고 어떤 집단에 소속이 될 때 기분이 좋아지고 안정감을 느낀다는 것을 알게 되었다. 특히, 라인댄스는 여러 사람들이 같은 스텝과 방향으로 줄을 지어 춤을 추는 가운데 동질감을 느끼게 하는 그룹 댄스로 서로를 더 유쾌하게 만드는 특징이 있다. 이렇게 서로의 기쁨을 나누는 감정들이 나의 열정을 끌어내어 지금까지 라인댄스를 할 수 있게 해 주고 있다.

나는 회원들을 지도하면서 내가 춤을 추는 것을 좋아한다는 것과 춤을 가르치는 것을 행복해한다는 것을 알게 되었다. 따라서 라인댄스는 나의 삶을 변화시킨 새로운 재발견이었다.

3) 라인댄스로 암을 극복하다

라인댄스(Line Dance)는 유산소 운동으로 건강한 신체뿐 아니라 뇌를 활성화하여 신체적, 인지적 건강을 유지하게 한다. 특히 라인댄스는 음악과 함께 흥미와 즐거움을 유발하게 하는 신체운동이다. 라인댄스는 여러 사람과 함께 움직이는 즐거운 신체활동으로 심리적, 사회적 안정감을 통해 치유의 효과가 있음을 여러 사례로 알 수 있었다. 나아가 라인댄스는 몰입과 성취감을 느끼며 심리적 안정감을 높일 수 있는 운동으로 암을 극복하는 데 도움이 된다는 연구 결과들도 있다(권인선, 김지연. 2021).

나는 결혼 후 이유가 분명하지 않은 여러 가지 병들이 있었다. 특히 원인은 불분명하지만 의사로부터 위와 대장, 그리고 순환기에 자율신경실조증이라는 진단을 받았다. 그러던 중 우연히 라인댄스를 만났고 어느 날 그 증상들이 없다는 것을 알게 되었다. 그뿐만 아니라 나의 수업에 꾸준히 참여해 온 회원들 중에도 불면증, 우울증이 해소되었고 삶의 활력이 생겼다는 것을 알게 되었다.

나는 나의 경험과 라인댄스 참여자들의 경험을 바탕으로 라인댄스가 치유에 긍정적 효과가 있다는 것을 알게 되었다. 라인댄스는 음악과 리듬에 몰입되면서 스트레스 해소에 긍정적 영향을 미친다. 이러한 댄스의 효과는 암 극복에도 도움이 된다는 것을 내가 만난 두 사람의 예로 소개하고자 한다.

(1) 미국에서 만난 라인댄스 친구 쇼밍(Show-Ming)

내가 소개하고 싶은 사람은 미국에서 라인댄스를 하면서 알게 된 쇼밍(Show-Ming)으로 대만계 미국인이다.

소아과 의사였던 쇼밍은 30대에 림프암 말기로 시한부 판정을 받았다. 그녀는 모든 것을 내려놓고 그녀가 하고 싶었던 것들을 하기 시작했고 우연히 라인댄스를 만나게 되었다고 한다. 쇼밍이 아프기 전에는 소심하고 부끄러움이 많아서 사람들과 어울리지 못했다. 그런 쇼밍이 우연히 라인댄스를 만나서 춤의 매력에 빠졌고 자신이 암 환자라는 사실도 잊고 춤에 몰입되었다.

내가 쇼밍을 만났을 때는 이미 암을 완치하고 난 후였고 너무도 아름다운 모습으로 춤을 추고 있는 모습이었다. 쇼밍은 자신이 암을 극복할 수 있었던 이유는 춤을 출 때 느끼는 행복감으로 자신이 암 환자라는 사실과 통증을 잊고 춤에 몰입했기 때문이라고 했다.

최근의 쇼밍은 대만에 세계적인 워크숍을 만들어 미국과 대만을 오가며 라인댄스를 즐기고 있다. 그리고 전 세계 라인댄스 워크숍 여행을 다니며 라인댄스 마니아와 안무가들과 소통하며 라인댄스를 즐기며 건강하게 살아가고 있다.

(2) 한국에서 만난 라인댄스 수강생

암 극복 사례의 또 다른 한 사람은 한국에서 만나게 된 50대 중반의 라인댄스 수강생이다. 그녀는 열심히 라인댄스를 하며 즐겁게 지내던 중 건강검진을 통해 대장암 4기 진단을 받고 수술을 받았다. 평소 활발하고 건강했던 그녀의 암 소식은 모두에게 충격이었다. 라인댄스를 무척 좋아했던 그녀는 항암 치료 중에도 춤추기를 멈추지 않아 모두가 암 환자라는 사실을 인지하지 못할 만큼 춤을 즐겼다.

결국 5년 만에 병원으로부터 완치 판정을 받게 되어 모두를 또 놀라게 했다. 그녀는 자신이 암을 극복할 수 있었던 이유는 라인댄스를 하며 만나게 된 동료들이 병원에 입원과 항암 치료 중에 보내준 격려와 응원이 가장 큰 힘이 되었다고 했다. 그리고 무엇보다 라인댄스를 출 때의 행복감이 통증뿐 아니라 걱정과 불안을 모두 잊게 했다고 했다.

두 사람의 암 극복 사례는 라인댄스가 암을 극복하는데 도움이 되었다는 사실이다. 라인댄스는 다른 신체활동과 달리 스텝과 순서를 외우고 음악에 몰입하고 집중해야 춤을 출 수 있는 활동이다. 댄스의 몰입과 집중이 통증을 잊게 하고 무엇보다 춤을 출 때의 행복감이 암을 극복하는데 매우 유효하다는 보고들과 같이 두 사람의 공통점은 환자라는 사실을 잊고 춤에 몰두하여 즐겼다는 것과 지속적으로 춤을 추었다는 것이다.

4) 중장년층과 라인댄스

라인댄스(Line Dance)가 좋아서 모이는 사람들은 댄스라는 공통의 관심사를 통해 교류하면서 정서를 교감한다. 라인댄스 특징에는 파트너 없이도 출 수 있고, 단순한 동작으로 다소 쉽게 접근이 용이하며, 예전에 들었던 팝송 등 다양한 장르의 음악으로 춤을 출 수 있어 중장년층의 참여가 높다.

중장년층은 대체로 40~64세로 신체적, 생리적 변화를 인정하고 적응하는 시기이다. 또한 사회에 공헌하고 생산성을 획득한 시기이고 무엇보다 여가를 충분히 활용할 수 있는 안정된 시기이다.

이 시기는 삶의 반경과 역할들이 다양하고 넓기 때문에 삶의 관계 안에서 다양한 변화를 경험하고 사회적 역할을 수행하는 중요한 시기이다. 아울러 노년기를 준비하는 시기이다. 중장년층의 주요 관심사는 갱년기와 자신의 변화, 그리고 신체 및 가족 구성원의 변화이다.

첫째는 라인댄스와 자신의 변화에 대한 관심사이다.

라인댄스를 통해 매주 만나서 함께 춤을 추고 다양한 행사와 여행 등, 여러 가지 이벤트를 하며 삶을 공유하는 특별한 관계성은 건강과 외모에 대한 관심, 그리고 슬픔과 기쁨을 나누는 정서적 공감, 서로 간의 배려와 즐거움으로 삶의 활력을 얻으며 친밀한 관계를 형성한다.

두 번째는 중 장년기는 갱년기 여성들의 신체적 변화와 배우자 사별, 은퇴, 자녀들의 독립 등 가족 구성원 내의 변화가 생기는 시기이다. 이러한 변화를 또래 사람들과 교류하며 공통의 관심사를 통해 공감하고 위로받으면서 삶의 즐거움을 재발견해 나가는 시기이다. 특히 라인댄스는 중년기에 찾아오는 사별, 은퇴와 같은 심적 변화를 타인들의 새롭게 교류할 수 있는 징검다리 역할에 효과적이다.

결론적으로 라인댄스의 가치는 누구나 쉽게 수용할 수 있는 춤, 재미와 흥미를 유발하는 음악, 신체와 정신의 안정감을 통한 자신감 획득, 자신에 대한 새로운 재발견, 춤을 통한 즐거움으로의 치유, 그리고 타인과의 교류를 통한 사회적 공감능력으로 삶의 질을 높여주는 것이라 할 수 있겠다.

3. 커뮤니티 댄스(Community Dance)와 라인댄스

커뮤니티 댄스(Community Dance)는 다양한 사람들이 춤을 통해 커뮤니티의 정체성을 표현하고 실현하는 한편, 삶의 즐거움을 얻는 활동을 의미한다(연합뉴스, https://www.yna.co.kr/view, 2024. 01.19.). 최근 커뮤니티 댄스라는 이름으로 일반인들이 춤을 배우고 무대에서 직접 공연하는 등 춤과 접할 기회가 늘어나고 있다. 커뮤니티 댄스는 춤 활동에 대한 일반인들의 관심을 높이고 무용가들의 사회참여 기회를 증가시키는 등 무용의 대중화와 무용의 사회화에 견인차 구실을 하고 있다(출처:여성신문(https://www.womennews.co.kr, 2024.01.19.).

한국에서의 커뮤니티 댄스는 일반인들이 춤을 통해 즐거움과 치유 그리고 타인과 교류하는 활동에서 교육적 측면을 지닌 프로그램들까지 여러 시각으로 진행되고 있다.

커뮤니티 댄스(Community Dance)의 특징은 다음과 같다.

첫째, 공동체 댄스로 전문가들과 일반인 무용수들이 공연을 위한 새로운 작품을 만들어 내고 예술적 완성도를 높일 수 있는 활동을 하게 된다.

둘째, 지역 중심으로 그 지역의 특성과 지역의 스토리텔링을 찾아 문화정체성을 찾게 한다.

셋째, 불특정 다수, 즉 누구나 참여를 할 수 있다.

넷째, 무용교육으로의 커뮤니티 댄스는 사람들이 춤을 통해 소통하며 자기표현 능력의 향상과 자신감 및 창의적인 사고에 매우 긍정적이라는 효과를 가지고 있다.

내가 참여한 라인댄스 사례의 커뮤니티 댄스 두 가지 사례를 소개하고자 한다.

1) 청소년과 함께 한 힐링 콘서트

현대사회가 발전하면서 개인주의, 이기주의 문제에 따른 공동체 와해, 윤리 상실과 같은 크고 작은 사회 문제들이 증가하면서 공동체 의식 함양의 필요성이 대두되고 있다. 이러한 문제를 해결하기 위한 공동체 방안으로 커뮤니티 댄스가 제시되고 있다.

커뮤니티 댄스는 사회적 상호작용을 원활하게 할 수 있고 인성 회복에도 긍정적 효과가 있어 사회의 내, 외적 문제가 확산되거나 재발되지 않도록 하는 예방교육과 치유에 도움이 되는 프로그램으로 발전하고 있다.

서대문구 홍제동 농구장에서 실시한 청소년과 함께 한 힐링 콘서트는 라인댄스로 청소년들과 소통하는 것을 목적으로 기획하였다. 함께 참여한 대상은 시니어 라인댄스 회원들과 회원들의 어린 손녀들 그리고 명지대학교 실용무용 전공 학생들이다. 이날 실시한 힐링 콘서트는 다양한 대상과 연령들이 함께 모여 모두가 좋아하는 BTS 노래와 Bruno Mars의 Uptown Funk로 흥미와 호기심을 자극해 보았다. 예상대로 농구를 즐기던 청소년들이 처음에는 익숙하지 않은 움직임과 낯선 사람들에 대한 어색함으로 다가오지 않았지만 조금씩 노래와 움직임에 관심을 보이며 다가와서 함께 춤을 추며 웃기 시작했고 스킨십도 하며 손뼉도 치기도 했다. 이처럼 춤은 즐거움으로 타인과 교류할 수 있는 중요한 활동이라는 것을 인식하는 귀한 경험이었다.

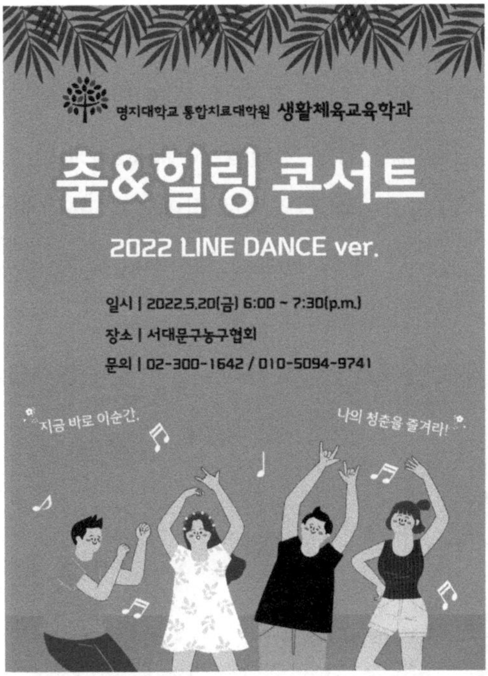
명지대학교 통합치료대학원 생활체육교육학과
춤&힐링 콘서트
2022 LINE DANCE ver.
일시 | 2022.5.20(금) 6:00 ~ 7:30(p.m.)
장소 | 서대문구농구협회
문의 | 02-300-1642 / 010-5094-9741
지금 바로 이순간,
나의 청춘을 즐겨라!

춤 & 힐링콘서트(Dance& Healing)-지역 활성화 방안 프로그램으로 커뮤니티 댄스인 라인댄스로 청소년과 소통해보기 (홍제 농구장, 2022.05.20)

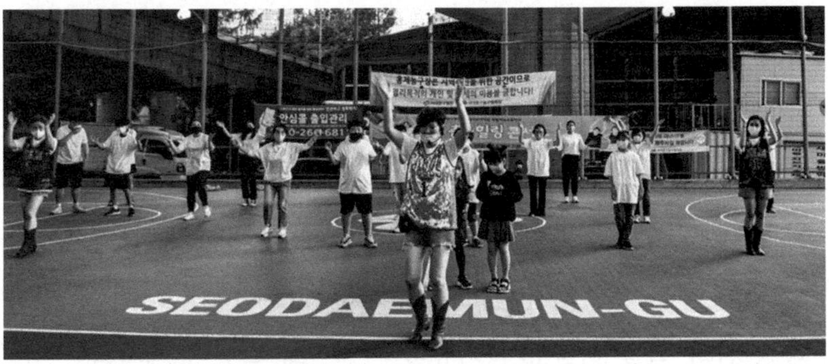
SEODAEMUN-GU

2022년 명지대학교 통합치료대학원 생활체육교육학과 실용무용 전공생들과 함께 청소년의 소통과 공감을 위한 힐링 콘서트를 기획하였다

2) 시각장애인과 함께 하는 무용공연

커뮤니티 현장과 부각되는 가치들의 발제(춤웹진, 김인아 기자. 2024)에서 토마스 캠프 BATH SPA 대학 교수는 1980년대 초부터 영국에서 커뮤니티 댄스를 실행해온 현장 이력을 토대로 1998년 아미키 무용단(AMICI Dance Theatre)과 협업으로 장애인과 비장애인들과 공동 안무의 내용을 커뮤니티 댄스 사례로 제시했다.

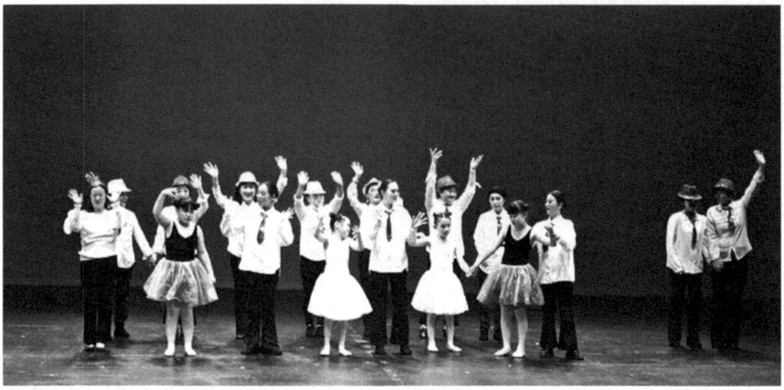

룩스빛아트컴퍼니 흰 지팡이의 꿈 공연(세종문화회관 M 씨어터)
시각장애인 무용수들과 함께 한 라인댄스 시범단 (2021. 10. 24)
출처 : http://luxbitart.co.kr/photo/80?sca=2021

고령자와 장애인들도 살기 좋은 사회를 만들기 위해 물리적, 제도적 장벽을 허물자는 배리어 프리(Barrier Free) 운동이 확대되고 차별과 편견의 벽을 허물고자 커뮤니티 댄스의 활용이 제시되고 있다. 나는 2020년 우연한 기회에 시각장애인 무용수들의 공연에 라인댄스 동아리 팀과 동참하여 커뮤니티 댄스의 가치에 부합되는 경험을 하게 되었다.

2020년 코로나 상황 속에 김포성당에서 비대면 공연을 시작으로 2021년 세종문화회관에서 흰 지팡이의 꿈 공연을 실시하였다. 그리고, 2022년 서강대학교 메리홀에서 3번째 정기 공연을 하였고, 2022년에는 미국 LA에서 공연을 이어갔다. 이러한 일련의 공연들은 많은 사람들에게 감동을 주었을 뿐 아니라, 사람들에게 장애인들에 대한 편견과 인식을 변화시키는 계기가 되었다. 작품을 만드는 과정에서는 서로에 대한 신뢰와 배려 그리고 공동체 마음이 매우 중요하다는 것을 알게 해 주었다. 그리고 춤추는 사람이 누구인지가 중요한 것이 아니라 함께 춤을 추는 것이 행복하다는 것을 무대에서 춤을 추는 사람들과 그 무대를 보는 사람들이 같이 느낄 수 있었던 귀한 경험이었다.

제3장

티칭 가이드

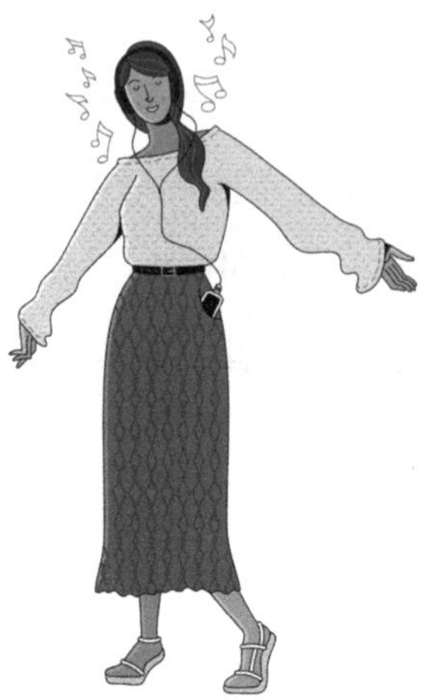

1. 라인댄스의 동작 용어

동작용어	설명
워크(Walk)	걷는 동작
프리지 워크 (Prissy Walk)	대각선으로 걷는 동작
킥(Kick)	발을 앞으로 차는 동작
히치(Hitch)	무릎을 가슴 위로 당겨 올리는 동작
훅(Hook)	발을 대각선 앞으로 갈고리처럼 당기는 동작
플릭(Flick)	발을 대각선 뒤로 차는 동작

동작용어	설명
브러쉬(Brush)	발을 쓸 듯이 앞으로 미는 동작
스카프(Scuff)	뒤꿈치로 바닥을 스치며 올리는 동작
드래그(Drag)/ 드로우(Draw)	발을 좌우로 끌면서 당기는 동작
스윞(Sweep)	발을 둥글게 돌려서 앞으로 혹은 뒤로 끌고 오는 동작
포인트(Point)/ 터치(Touch)	발을 좌, 우, 앞, 뒤에 가볍게 찍는 동작
스위블(Swivel)	발을 좌우로 비비는 동작
크랩(Clap)	박수 치는 동작
스냅(Snap)	손가락을 튕기는 동작
슬라이드(Slide)	바닥을 밀면서 대각선으로 길게 움직이는 동작
스케이트(Skate)	스케이트 타듯이 대각선 좌, 우로 움직이는 동작
스텀(Stomp)	발바닥을 두드리는 동작
텝(Tap)	발의 볼을 살짝 두드리는 동작.
스트럿(Strut)	활보하듯 걷는 모습의 동작으로, *Toe Strut은 볼을 눌렀다 뒤꿈치로 내려놓는 동작. *Heel Strut은 뒤꿈치를 눌렀다 볼로 내려놓는 동작
범프(Bump)	힙을 좌우로 튕기는 동작
쉬미(Shimmy)	어깨를 좌우로 흔드는 동작
스웨이(Sway)	그네 타듯이 힙으로 리드하며 몸을 좌우로 움직이는 동작
투게더(Together)	두 발을 나란히 모으는 동작
락(Lock)	앞발 뒤에 뒷발을 잠그듯이 옮기는 동작으로 Step Lock으로 활용한다.
롹 앤 리커버 (Rock & Recover)	스텝을 앞, 뒤 혹은 좌, 우로 몸의 무게 중심을 이동하는 동작

2. 라인댄스 스텝 용어

대부분의 스텝들은 정박자와 신코페이티드 박자로 음악에 따라 달라 질 수 있다. 아래의 스텝들은 정박자를 기준으로 표기했다.

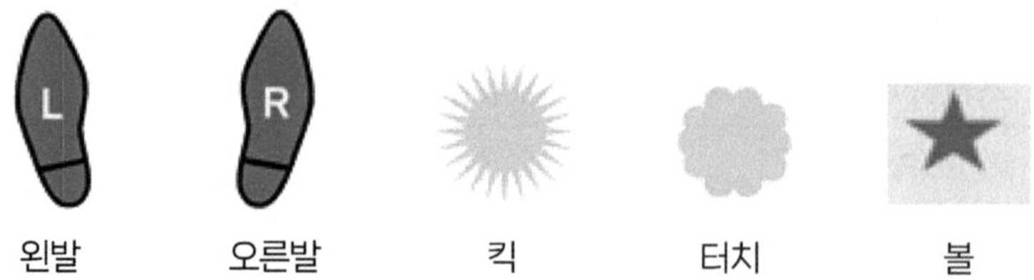

1) Chain Step(체인 스텝)

Chain Step(체인 스텝)은 지그재그로 발을 옆, 뒤, 앞으로 옮기는 스텝을 말한다. 라인댄스에서는 Grape Vine, Weave, Over Vine Step으로 나누며 첫 스텝의 방향에 따라 구분한다.

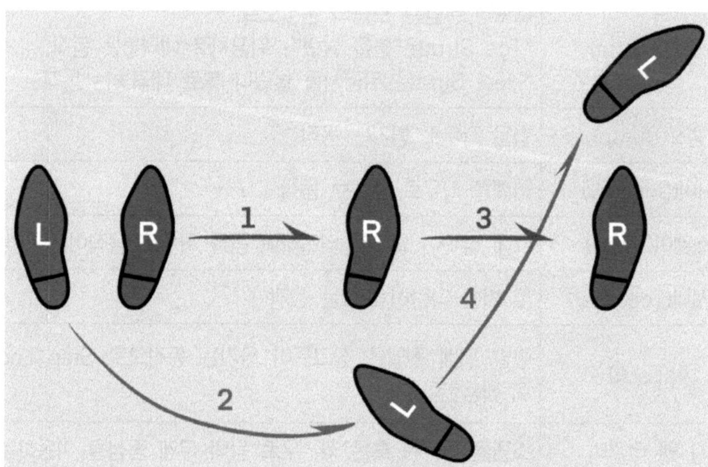

(1) 그레이프 바인(Grape Vine)

그레이프 바인은 포도 넝쿨이란 뜻으로 지그재그로 발의 무게 중심을 이동하는 동작이다. 일반적으로 그레이프 바인(Grape Vine)을 바인(Vine)로 줄여서 사용한다.

첫 스텝의 동작이 옆(Side)으로 시작하여 다음 동작은 대각선 뒤(Behind)와 다시 옆(Side)로 이어진다.

① **Side** - ② **Behind** - ③ **Side**

(2) 위브(Weave)

위브는 직물을 짜다는 뜻으로 발을 지그재그로 움직이는 동작이다.

첫 스텝의 동작이 대각선 뒤(Behind) 부터 시작하여 다음 동작은 옆(Side)와 대각선 앞(Cross)로 이어진다.

① **Behind** - ② **Side** - ③ **Cross**

(3) 오버 바인(Over Vine)

오버 바인은 첫 스텝의 동작이 대각선 앞(Cross)로 시작하여 다음 동작이 옆(Side)와 대각선 뒤(Behind)로 이어진다)

① **Cross** - ② **Side** - ③ **Behind**

※ 안무가에 따라서 위브(Weave), 바인(Vine), 오버 바인(Over Vine)을 구분하기도 하고, 이 모든 동작을 위브(Weave)로만 표현하거나, Weave와 Vine만 구분하는 경우가 많다. Over Vine은 대부분 Weave라고 한다.

2) 락킹 체어(Rocking Chair)

락킹 체어(Rocking Chair)는 흔들의자가 앞, 뒤로 흔들거리듯이 스텝의 무게 중심을 앞, 뒤로 옮기며 움직이는 동작을 말한다.

한 발을 앞으로 무게를 두었다가 ① Front Rock, 다른 발은 제자리로 돌아온다 ② Recover. 다시 앞의 발을 뒤에 무게를 두고 ③ Back Rock), 다른 발은 제자리로 돌아오는 ④ Recover 동작이다.

① Front Rock - ② Recover - ③ Back Rock - ④ Recover

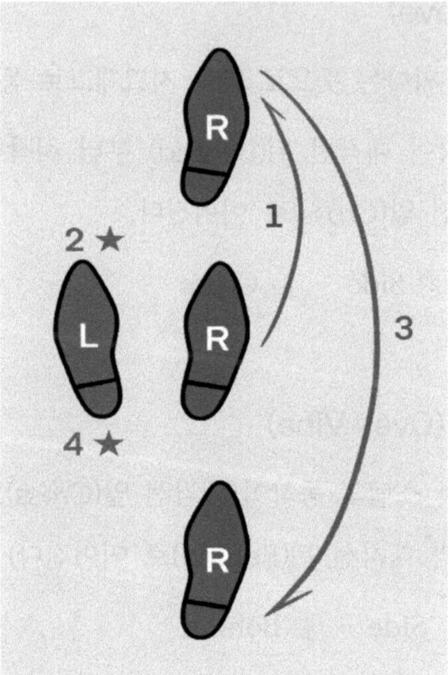

3) 재즈박스(Jazz Box)

재즈박스(Jazz Box)는 한 발을 대각선 앞에 ① Cross 두고, 다른 발을 뒤에 ② Back, 대각선에 두었던 발을 옆에 ③ Side, 뒤에 있던 발은 다시 대각선 앞에 ④ Cross에 두는 동작.

① Cross - ② Back - ③ Side - ④ Cross

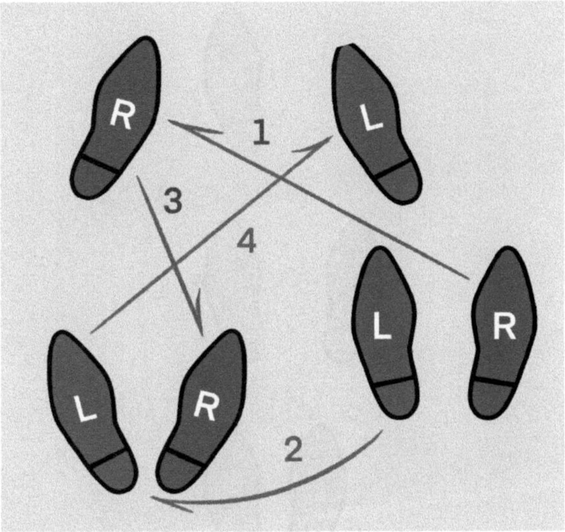

4) 코스터 스텝(Coaster Step)

코스터 스텝(Coaster Step)은 한 발을 뒤 ① Back에 두고, 다른 발을 그 옆에 붙인다 ② Together. 뒤에 둔 발을 다시 앞에 ③ Front 둔다.

① Back - ② Together - ③ Front

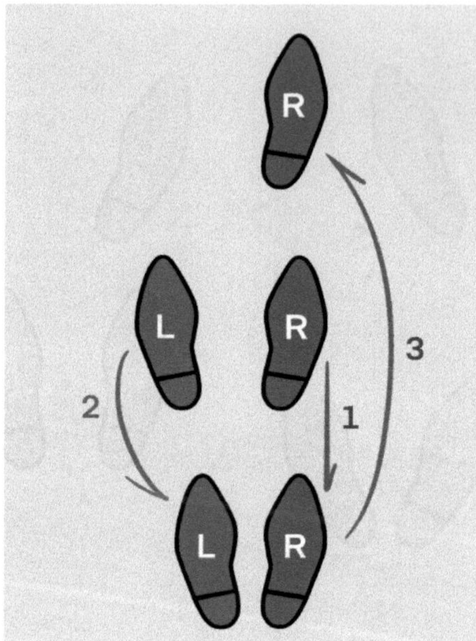

5) 세일러 스텝(Sailor Step)

세일러 스텝(Sailor Step)은 돛단배처럼 좌, 우로 몸을 움직이는 동작이다. 한 발을 대각선 뒤 ① Behind에 두고, 다른 발은 옆으로 무게를 두고 ② Side Rock), 대각선 뒤에 있던 발은 다시 옆으로 무게를 옮기는③ Recover 동작이다.

① Behind - ② Side Rock - ③ Recover

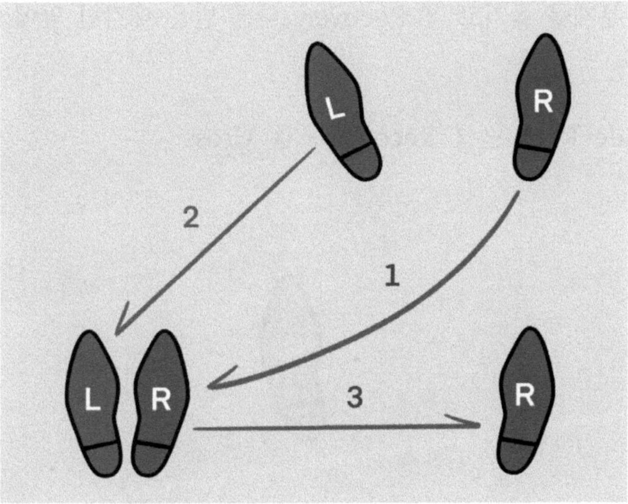

6) 씨져 스텝(Scissor step)

씨져 스텝(Scissor step)은 가위를 의미하며 마지막 발동작이 크로스로 마무리 되는 스텝이다.

Ver.1 한 발을 옆 ① Side에 두고, 다른 발은 옆에 둔 발 옆에 모은다 ② Together. 옆에 둔 발을 다시 대각선 앞으로 ③ Cross 둔다.

① Side - ② Together - ③ Cross

Ver. 2 한 발을 옆에 무게를 두고 ① Side Rock, 다른 발은 옆 제자리로 무게를 옮기고 ② Recover, 다른 발은 대각선 앞에 둔다 ③ Cross

① Side Rock - ② Recover - ③ Cross

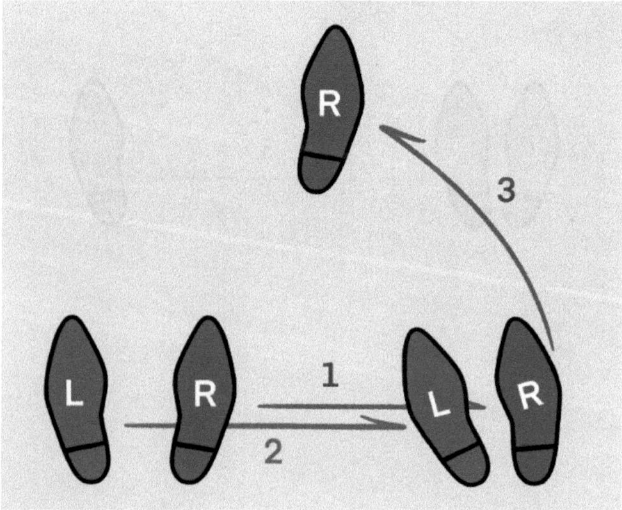

7) 찰스톤(Charleston)

찰스톤(Charleston)은 첫 발의 동작에 따라 3가지 방법이 있다.

Ver.1 한 발을 앞으로 차고 ① Kick, 찬 발을 다시 뒤 ② Back에 둔다. 다른 발은 뒤에 찍고 ③ Back Touch, 다시 앞 ④ Front에 두는 동작.

① Kick - ② Back - ③ Back Touch - ④ Front

Ver. 2 한 발을 앞에 두고 ① Front Step, 다른 발은 앞으로 찬다. ② Kick. 찬 발을 뒤에 ③ Back 두고, 앞에 둔 발은 다시 뒤에 터치 ④ Back Touch 한다.

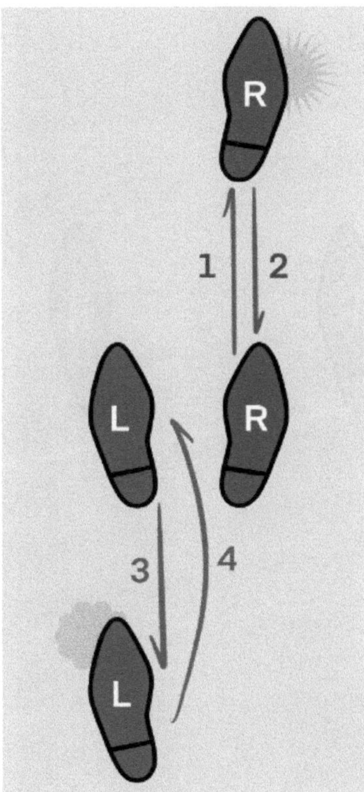

① Front Step - ② Kick - ③ Back Step - ④ Back Touch

Ver. 3 한 발을 앞에 찍고 ① Front Touch, 다시 뒤에 둔다. ② Back, 다른 발을 뒤에 찍고 ③ Back Touch, 다시 앞에 둔다. ④ Front

① Front Touch - ② Back - ③ Back Touch - ④ Front

8) 먼트레이(Monterey)

먼트레이(Monterey)는 한 발을 옆으로 찍고 ① Side Point, 다시 제자리에 붙인다. ② Together. 다른 발도 옆으로 찍고 ③ Side point, 다시 제자리에 붙인다. ④ Together.

① Side Point - ② Together - ③ Side Point - ④ Together

※ 먼트레이 턴(Monterey Turn) - 90도 혹은 180도 방향을 전환한다. 옆에 찍은 발을 지정한 각도로 돌아서 모은다. 다른 발은 옆에 찍고, 다시 제자리에서 모은다.

① Side Point - ② Turn Together - ③ Side Point

④ Together

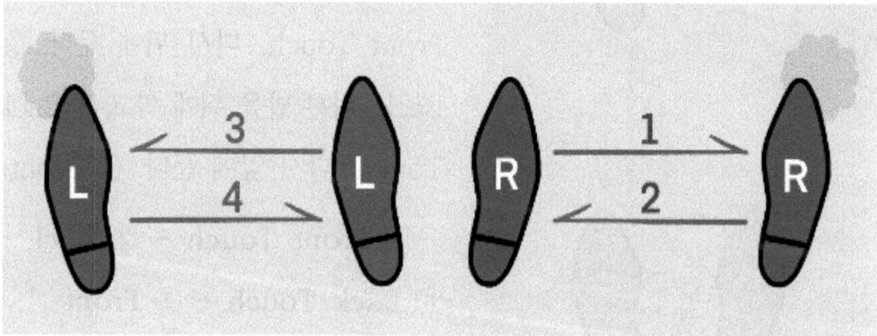

9) 킥 볼 체인지(Kick-Ball-Change)

킥 볼 체인지(Kick-Ball-Change)는 한 발을 앞으로 차고 ① Kick, 찬 발의 ② 볼(Ball)을 내려놓고, 다른 발을 다시 앞에 내려놓는다 ③ Change.

① Kick - ② Ball - ③ Change

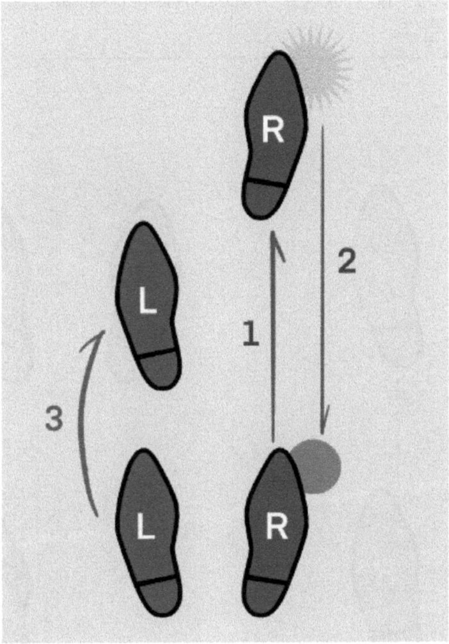

10) 맘보(Mambo)

맘보(Mambo)는 무게 중심을 앞발에 두고 ① Front Rock, 다른 발은 뒤 제자리에 무게 옮긴다. ② Recover. 앞의 발을 다시 뒤에 두거나 ③Back. 옆에 모으는 ③ Together 동작을 말한다.

① Front Rock - ② Recover - ③ Back(Or Together)

※ 첫 발의 방향에 따라 앞(Front)을 먼저 할 경우는 프론트 맘보(Front Mambo)라 하고, 첫 발의 방향을 뒤(Back)에서 먼저 할 경우는 백 맘보(Back Mambo)라 명칭 한다.

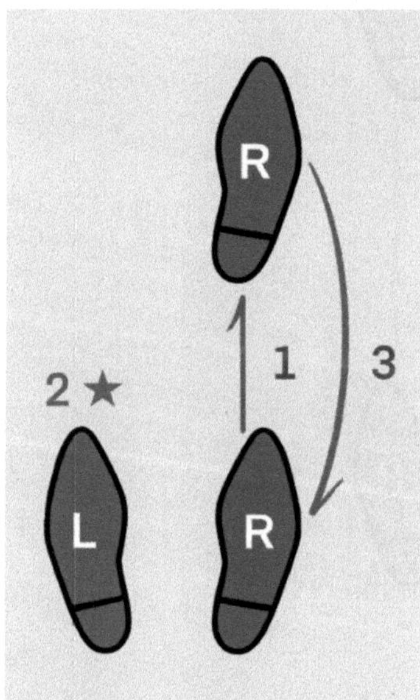

프론트 맘보(Front Mambo)

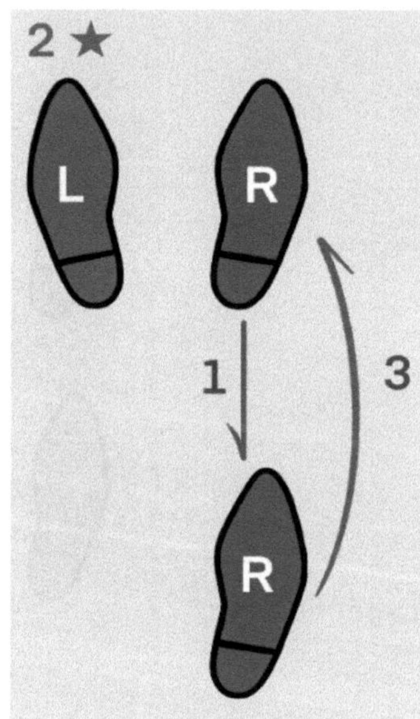

백 맘보(Back Mambo)

11) 사이드 맘보(Side Mambo) = 삼바(Samba)

사이드 맘보(Side Mambo)는 한 발을 옆으로 무게를 두고 ① Side Rock, 다른 발도 옆으로 무게를 다시 옮긴다. ② Recover. 다시 첫 발을 다른 발 옆으로 붙인다. ③ Together.

① Side Rock - ② Recover - ③ Together

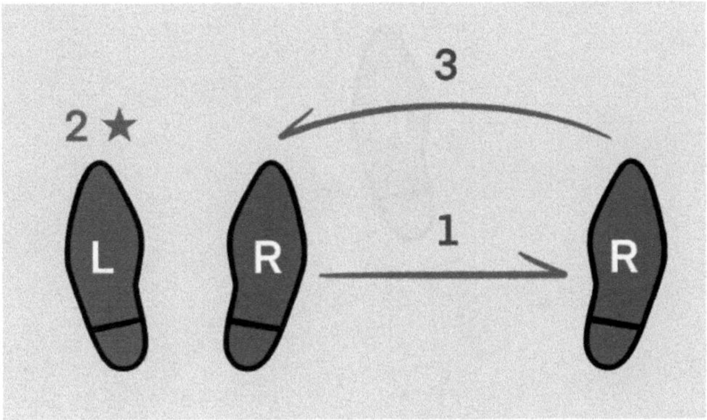

12) 크로스 삼바(Cross Samba)

크로스 삼바(Cross Samba)는 한 발을 대각선 앞에 두고 ① Cross, 다른 발은 옆으로 무게를 & Side Rock 둔다. 대각선에 둔 발을 옆으로 무게 중심을 이동 ② Recover 하는 동작을 말한다.

① Cross - & Side Rock - ② Recover

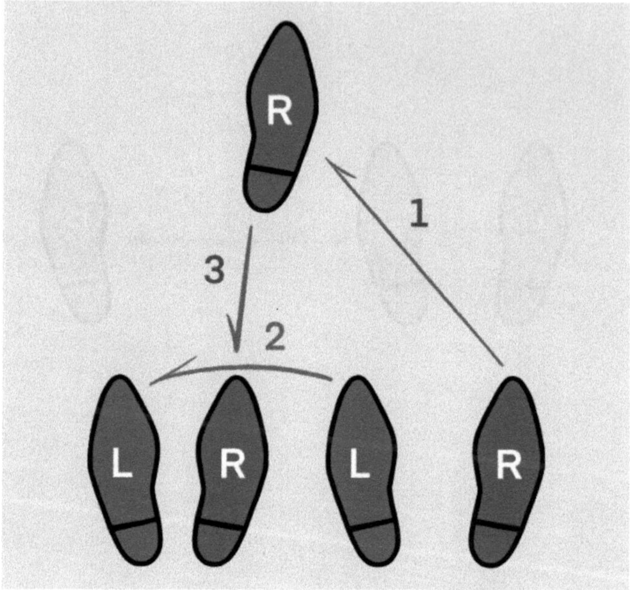

13) 박스 스텝(Box Step)

박스 스텝(Box Step)은 8박으로 구성되어 있다.

한 발을 옆 ① Side에 두고, 다른 발을 그 옆으로 모은다. ② Together. 옆에 둔 첫 발을 다시 뒤로 ③ Back 두고, 다른 발을 옆에 찍는다 ④ Touch. 터치 한 발을 다시 옆으로 ⑤ Side, 다른 발을 옆으로 모은다 ⑥ Together. 옆에 둔 발을 다시 앞 ⑦ Front으로, 다른 발은 옆에 다시 터치 ⑧ Touch.

① Side - ② Together - ③ Back - ④ Touch

⑤ Side - ⑥ Together - ⑦ Front - ⑧Touch

14) 룸바 박스(Rumba Box)

룸바 박스(Rumba Box)는 박스 스텝과 같은 방법으로 하는데 4박자 중 마지막 박자 Touch하지 않고 한 박자를 유지하는 스텝이다.

① Side - ② Together - ③ Back - ④ Hold

⑤ Side - ⑥ Together - ⑦ Front - ⑧ Hold.

15) 헐리 걸리(Hully Gully)

헐리 걸리(Hully Gully)는 한 발을 옆 ① Side에 두고, 다른 발을 그 옆에 모으고 ② Together, 다시 옆 ③ Side으로 옮기고, 다른 발을 옆에 모으는 ④ Together 동작.

① Side - ② Together - ③ Side - ④ Together

16) 돌시(Dorthy)

돌시(Dorthy)는 스텝을 대각선 방향 앞으로 몸의 중심을 이동하는 동작이다.

한 발을 대각선 45도 방향으로 ① Step 두고 다른 발의 볼을 앞 발 뒤 ② Lock)에 누르고 다시 앞의 발을 앞 &Step으로 이동한다.

① (Diagonal) Step - ② Lock - &Step

※ 리듬은 신코페이티드(Syncopated) 비트로 1, 2&. 3, 4&으로 카운트 된다.

17) 차차차 & 샤플(Cha Cha Cha & Shuffle)

Ver. 1 스텝의 방향이 앞으로 향할 때 - 한발을 앞에 두고 ① Step, 다른 발은 앞발 뒤꿈치에 내려놓거나 &Lock 혹은 옆에 붙이고 &(Together) 앞의 발을 다시 앞에 둔다. ② Step

① Step - &Lock- ② Step 혹은

① Step - &Together - ② Step

Ver. 2 스텝의 방향이 옆으로 향할 때 - 한 발을 옆으로 ① Side, 다른 발은 옆에 붙이고&(Together), 다시 옆으로 ② Side 간다.

① Side - &Together - ② Side

18) 왈츠 베이직(Waltz Basic)

왈츠는 3/4 박자의 리듬을 가지고 있다.

Ver. 1 몸을 앞으로 움직일 경우 - 한 발을 앞에 ① Front Step 둔

다. 다른 발은 앞의 발 옆에 ② Together 내려놓고, 앞으로 간 발을 다시 옆에 Together 내려 놓는다.

① Front - ② Together - ③ Together

Ver. 2 몸을 뒤로 움직일 경우 - 한 발을 뒤에 ① Back Step 둔다. 다른 발은 뒤로 간 발 옆에 ② Together 내려놓고, 뒤의 발을 다시 옆에 ③ Together 내려놓는다.

① Back - ② Together - ③ Together

19) 트윈클(Twinkle)

트윈클(Twinkle)은 주로 왈츠에 사용하는 스텝으로,

한 발을 대각선 앞으로 ① Cross, 다른 발은 옆으로 ② Side Rock, 대각선 앞의 발을 다시 옆으로 몸의 무게를 이동한다. ③ Recover.

① Cross - ② Side Rock - ③ Recover

20) 밸런스(Balance)

밸런스(Balance)는 한 발을 옆에 ① Side 두고, 다른 발은 대각선 뒤 혹은 뒤에 ② Behind/Back Rock 중심을 두고 옆에 두었던 첫 발을 다시 제자리로 돌아오는 ③ Recover 동작을 말한다.

① Side - ② Behind / Back Rock - ③ Recover

21) 런지(Lunge)

런지(Lunge)는 한 발을 대각선 앞(Cross) 혹은 옆(Side)으로 몸의 무게를 밀어 누르고(Push/Press) ① ② 다시 제자리로 돌아오는 동작. ③ Recover. Press/Push동작은 2박자(Count)이다.

① ② Press/Push - ③ Recover

22) 나이트클럽 스텝(Nightclub Step)

나이트클럽 스텝(Nightclub Step)은 부드러운 스무드(Smooth) 장르의 스텝이다.

한 발을 옆으로 길게 ① Long Side 둔다. 다른 발은 뒤 ② Back or Behind Rock로 무게 중심을 두고, 다시 옆에 있던 발은 제자리로 무게 이동 &Recover한다. 리듬은 Slow, Quick, Quick이다

① Long Side - ② Behind or Back Rock - &Recover

23) 턴(Turn)

턴(Turn)은 스텝을 오른쪽 혹은 왼쪽으로 각도에 따라 방향을 전환하는 것을 말한다. 각도는 45도(Diagnal), 90도(Quarter), 180도(Half), 270도(Three Quarter), 360도(Full)가 있다.

(1) 피벗 턴(Pivot Turn)

피벗(Pivot)은 회전하는 물체의 균형을 잡아주는 중심점, 즉 꼭짓점을 말한다.

피벗 턴(Pivot Turn)은 한 발을 앞에 중심을 두고 방향을 전환하는 턴으로 무게 중심을 다른 발로 이동하는 동작으로, 피벗 쿼러 턴(Pivot Quarter Turn-90도)과 피벗 하프 턴(Pivot Half Turn-180도)이 있다.

(2) 체이스 턴(Chase Turn)

체이스 턴(Chase Turn)은 Triple(트리플)스텝이라고도 하며 3 Step이다. 카운트는 신코페이티드 리듬으로 1&2로 2 Count이다.

체이스 턴(Chase Turn)에는 Half Turn(180도),Three Quarter Turn(270도), Full Turn(360도)이 있다.

(3) 롤링 턴(Rolling Turn)

롤링 턴(Rolling Turn)은 오른쪽 혹은 왼쪽 방향으로 몸을 돌리면서 360도로 도는 동작을 말한다.

롤링 바인 턴(Rolling Vine Turn)으로 표현하기도 한다.

첫 스텝은 90도, 두 번째 스텝은 180도, 세 번째 스텝은 90도로 돌게 된다.

(4) 리버스 턴(Reverse Turn)

리버스 턴(Reverse Turn)은 힌지턴(Hinge)이라고도 한다. 발을 대각선 앞에(Cross) 고정해 두고, 다른 발은 90도 턴 뒤(Back)에 두면서, 다음 스텝은 각도에 따라 움직이는 동작을 말한다.

Ver.1 Reverse Quarter Turn(90도)

① Cross - ② 90 Back - ③ Side - ④ Cross

Ver.2 Reverse Half Turn

① Cross - ② 90 Back - ③ 90 Side - ④ Cross

Ver.3 Reverse 3 Quarter Turn

① Cross - ② 90 Back - ③ 180 Step - ④ Cross

(5) 페덜 턴(Peddle Turn)

페달 턴(Peddle Turn)은 페달을 밟듯이 한쪽 발을 중심에 두고 다른 발을 밀어서 각도에 따라 턴(Turn)을 한다.

(6) 스파이럴 턴(Spiral Turn)

스파이럴 턴(Spiral Turn)은 한쪽 발을 무게 중심에 두고 다른 쪽 발은 살짝 들어 360도 회전한다.

(7) 언와인드 턴(Unwind Turn)

언와인드 턴(Unwind Full Turn)은 한 쪽 발을 대각선 앞(Cross)에 두고 턴(Turn)을 하는 동작이다.

3. 라인댄스 지도자의 자질

라인댄스 참여자들은 라인댄스를 통해 도전과 성취를 맛보며 삶의 의미를 재발견하는 기회를 얻게 된다. 최근에는 단순한 취미로의 여가 활동에서부터 지도자 도전까지 라인댄스 참여 범위가 넓어지고 있다. 라인댄스는 스포츠센터, 각종 문화센터, 복지 시설, 학교 현장 등에서 성별과 나이에 제약을 받지 않은 건전한 여가 활동 및 사회체육으로 인식되어 저변 확대가 급속히 이루어지고 있어 많은 라인댄스 전문지도자 양성이 이루어지고 있다.

예전에는 라인댄스를 지도하기 위해서는 안무된 스텝 시트만으로 지도하였지만 요즘은 환경이 많이 달라졌다. 최근에는 유튜브 등 온라인을 통해 라인댄스를 지도하는 영상들이 많이 보급되어 있어 누구나 쉽게 배울 수가 있다. 또한 라인댄스를 배우고자 하는 수강생들도 유튜브를 통해 라인댄스를 접할 기회가 많아짐으로 지도자의 자질과 전문성에 대한 요구가 많아지고 있다. 따라서 지도자들은 자기 계발뿐 아니라 체계적인 교습 방볍 등의 노력이 요구되고 있다

라인댄스를 지도하기 위해서는 개인적인 자질은 물론 라인댄스에 대한 움직임의 역학을 지도 할 수 있는 전문적 자질 모두 갖추어야 한다. 따라서 라인댄스가 건전한 사회체육 프로그램으로 정착하고 발전되기 위해서는 자질 있는 지도자 양성이 수반 되어야 한다.

1) 라인댄스를 지도하기 위한 전문적인 자질

① 라인댄스의 지도자로서의 인격과 지도관이 있어야 한다.

② 라인댄스에 대한 이론적 지식을 반드시 숙지해야 한다.

③ 안무와 루틴에 대한 이해와 안무의 테크닉을 잘 수행 할 수 있어야 한다.

④ 학습자 수준을 고려하여 루틴을 조정하고 창작을 할 수 있어야 한다.

⑤ 음악의 감정과 특성을 충분히 이해하고, 무용의 장르에 따른 춤의 기능적, 정신적 이해가 있어야 한다.

⑥ 참여자의 문화적, 정서적 환경을 이해하여 참여자에 알맞은 음악과 안무 선택 등 전문성과 융통성을 가지고 지도할 수 있도록 지도 방법을 연구해야 한다.

⑦ 라인댄스 지도 방법을 지속해서 연구하는 사람이어야 한다.

2) 라인댄스를 지도하기 위한 개인적인 자질

① 참여자들의 이름을 기억하는 것이 매우 중요하다.

② 참여자들의 장점과 특성들을 기억하고 칭찬과 격려로 용기를 잃지 않게 한다.

③ 참여자들이 소외감을 느끼지 않고 동질감을 느끼도록 배려해야 한다.

④ 라인댄스는 여러 사람이 함께 추는 공동체 댄스로 배려와 이해가 필요하다.

⑤ 갈등이 생기지 않도록 특히 입문자들에게 규칙과 룰 그리고 매너의 지도가 필요하다.

⑥ 지도자는 친절한 태도로 다양한 회원들을 유연하게 대처하는 자세와 지혜가 필요하다.

⑦ 참여자의 수준에 따른 수준별 지도 방법을 충분히 숙지하여야 한다.

⑧ 지도자는 목소리 톤과 발음도, 수업에 적합한 의상 선택도 중요하다.

3) 라인댄스 수준별 지도의 유의점

(1) 입문자와 초급 참여자

라인댄스를 처음 참여하는 입문자와 초보자들은 댄스의 움직임에 대한 지식이 없거나 댄스에 대한 경험이 없는 사람들이다. 댄스를 할 때의 긴장으로 몸이 경직되어 몸의 움직임이 자연스럽게 되지 않아 즐기지를 못한다. 라인댄스가 단순한 움직임이고 쉽게 따라 할 수 있는 동작들이지만 방향을 전환해야 하고 일련의 스텝 순서들을 외워야 하므로 입문자와 초급자들에게는 쉽지 않다.

따라서 라인댄스 초보자들을 지도하기 위해서 중요하게 다뤄야 하는 내용은 다음과 같다.

① 라인댄스의 기본스텝에 대한 이해와 리듬 감각을 익히도록 반복 연습이 필요하다.

② 라인댄스의 가장 중요한 요소인 방향과 각도에 익숙해지도록 벽(Wall)마다 스텝에 익숙한 사람들을 배치하는 것이 좋다.

③ 규칙과 반복적인 안무에 대한 지루함을 해소하기 위해 다양한 음악들을 활용한다.

④ 참여자들의 습득 속도를 잘 조절하고 개인차를 극복하도록 지도한다.

⑤ 참여 동기를 부여하여 지속해서 할 수 있도록 편안하고 즐거운 분위기를 조성한다.

(2) 중급이상 숙련된 참여자

중급이상 숙련된 참여자들은 다양한 스텝에 도전하면서 댄스에 대한 성취감과 만족감이 높아지는 단계이다. 특히 이 시기는 움직임의 다양한 테크닉에 대한 자신감은 물론 외모에도 관심이 높아지면서 의상과 소품까지 갖추게 된다. 지도자는 이러한 욕구를 충족하기 위해서는 다음과 같은 내용을 인지해야 한다.

① 다양한 음악을 이해하고 분석할 수 있어야 한다.
② 다양한 장르의 댄스와 그에 따른 움직임의 다양한 기술을 수행할 수 있어야 한다.
③ 도전과 성취감이 극대화되어 춤에 대한 몰입으로 즐거움이 상승하지만 개인차가 크게 나타나는 시기로 갈등이 노출될 수 있어 원만한 환경을 유지하도록 통제할 수 있어야 한다.

(3) 시니어 클래스

중, 장년과 시니어를 대상으로 하는 수업에는 시니어들의 특성과 정서를 이해하는 것이 무엇보다 중요하다. 이 그룹은 숙련된 테크닉을 익히기보다는 부담 없는 움직임으로 건강을 유지하고, 댄스를 통한 정서적인 긍정 효과로 삶의 질을 높일 수 있는 수업을 설계하는 것이 중요할 것으로 생각한다.

시니어 클래스 지도에 필요한 내용은 다음과 같다.

① 시니어의 정서를 고려하여 올드 팝송, 혹은 즐겨 들었던 음악과 트롯 등 이해하기 쉬운 음악들을 활용하는 것이 좋다.
② 편안하고 명랑한 분위기를 만들어 긴장을 해소하도록 한다.
③ 관심과 애정을 가지고 칭찬을 많이 하도록 한다.
④ 안전에 대한 인식을 가지고 응급에 대처할 수 있는 지식을 가지고 있어야 한다.

⑤ 지도의 속도를 조절하고 반복 연습을 통해 성취감을 느끼도록 한다.

⑥ 감정의 폭이 다양한 시니어 정서를 이해할 수 있어야 한다.

4. 내가 만난 라인댄스 안무가

세계 여러 곳에서 하고 있는 라인댄스 워크숍은 안무가들이 직접 자신이 안무한 라인댄스를 소개하고 참여자들과 함께 추며 소통하는 중요한 이벤트이다. 또한 최고의 안무가들을 선정하여 상도 주기도 하고, 참여자들의 경연장으로도 활용되기도 한다. 최근에는 직접 참여하지 않아도 유튜브 등 온라인을 통해 안무들을 배울 수 있지만, 그럼에도 불구하고 여전히 라인댄스 마니아들이 워크숍은 찾는 매력은 현장에서 라인댄스를 안무가들과 추며 서로의 에너지를 공유하는 즐거움 때문일 것이다.

라인댄스 워크숍 등을 통해 활동하고 있는 대표적인 안무가들은

Michele Perron, Michael Barr, Michael Burton, Jo Thompson Szymanski, Guyton Mundy, Rachael McEnaney, Simon Ward, Niels B. Poulsen, Maddison Glover, Fred Whitehouse, Darren Bailey, Will Bos, Rob Fowler, Maggie Gallagher, Daniel Trepat, Garry O'Reilly, Roy Verdonk, Ria Vos, Raymond Sarlermij, Jonas Dahlgren 외에도 많은 안무가가 있다.

유트브를 통해 많은 안무가들의 활동과 인기 있는 라인댄스 안무들을 만날 수 있다.

내가 미국에서 처음 라인댄스를 시작하고 초보자였던 시기에 라인댄스 워크숍에서 만난 안무가들의 열정적인 춤과 에너지는 나에게 강력한 인상을 주었다. 그 신선한 충격은 내가 라인댄스 강사로 활동하는데 큰 영향을 주었다. 라인댄스를 지도하는 방법뿐 아니라 참여자들을 어떻게 대하는지가 가장 인상 깊었다. 특히 미국 테리 선생님 라인댄스 수업에 함께 했던 사이먼 워드(Simon Ward)와 처음 참여한 워크숍에서 만난 미셸 페런(Michele Perron)이 가장 인상 깊었다. 그들이 춤을 출 때의 에너지는 라인댄스가 얼마나 매력적인지, 사람들이 얼마나 춤을 추고 싶은지를 알게 하는데 충분했다.

(1) 사이먼 워드(Simon Ward)

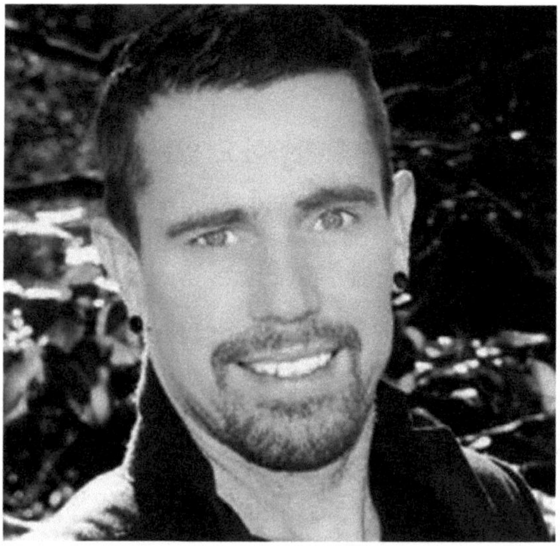

출처 : https://www.copperknob.co.uk/

Simon Ward(사이먼 워드)는 호주 사람으로 라인댄스 세계에서는 소개가 필요 없는 슈퍼스타이다. 30년 이상의 경험을 가진 안무가, 강사, 전문 심사위원으로 전 세계의 라인댄스 워크숍들을 다니며 라인댄스를 보급하고 있다. 나는 2018년도는 대만에 하는 MIT 라인댄스 워크숍에도 사이먼이 온다는 소식을 쇼밍을 통해 듣고 15명의 수강생들과 함께 참여하여 사이먼의 에너지와 그가 얼마나 멋지게 강의를 하는지 다시 느끼고 왔다.

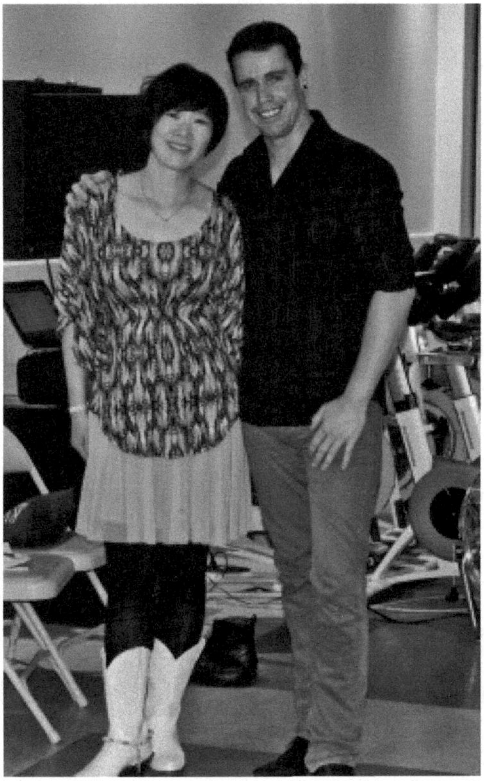

2006년 태리 선생님
라인댄스 워크숍에서
만난 사이먼

또한 사이먼은 2022년과 2023년, 그리고 2024년에 라인댄스 워크숍에 참여하기 위해 한국을 방문하였다. 나는 사이먼을 만나기 위해 워크숍에 참여하여 사이먼의 새로운 작품도 배우고, 사이먼의 작품으로 공연도 했고, 사이먼과 함께 춤을 추기도 했다.

사이먼이 라인댄스를 만나게 된 사연은 특별하다. 10대에 말 조련사로 일하다가 우연히 친구의 어머니를 통해 라인댄스를 알게 되었다고 한다. 300명의 댄서들이 다 함께 미소를 머금고 Achy Breaky Heart를 추는 모습에 매료되어 그 날 이후로 라인댄스를 시작하게 되었고, 지금까지 사이먼은 세계적인 안무가로 활동하고 있다. 그는 안무가 뿐 아니라 20년 경력의 은행원 생활도 하면서 라인댄스를 하고 있다.

사이먼은 열여섯 살에 학교를 중퇴하고 선생님들로부터 인생에서 절대 성공하지 못할 것이라는 말을 들었다고 한다. 그들은 사이먼이 이렇게 멋지게 라인댄스로 성공할 줄은 몰랐을 것이다. 자신이 무엇을 잘하는지, 무엇을 하고 싶은지를 알고 살아가는 사람은 그리 많지 않을 것이다. 사이먼은 그것만으로도 충분히 행복한 삶을 살아가고 있다는 생각이 든다.

사이먼이 선택하는 음악과 안무는 좀 특별하다. 감성을 자극하는 음악과 깊이 있는 안무로 유명하다. 많은 사람들이 그의 특별한 매력을 좋아하는 것 같다. 그 중에 내가 특별히 좋아하는 안무들로 Beautiful In My Eyes, The Smell Of Your Sweet Perfume, Turn Me Loose, To Lady In Red, Hurts Like A Cha Cha, Lost In Love, Music To My Eyes, Moves, Rolling With Love, Portland Cha,

Crystal Cha and Dim The Lights들이 있다. 이 작품들은 라인댄서들에게 가장 인기 있는 작품들로 모두 수상 경력이 있는 안무이기도 하다. 특히 2016년 영국 Crystal Boots Awards에서는 사이먼의 히트작 "Beautiful in My Eyes"가 댄서들의 투표로 "Dance Of The Decade - 10년간 최고의 댄스"로 선정되기도 했다.

이러한 사이먼의 작품들로 춤을 추면 왜 사람들이 사이먼을 좋아하는지를 알 수 있다. 사이먼은 2014년 그리고 2016년까지 호주 올해의 안무가상을 4차례나 수상했다. 사이먼은 여러 가지 상들 중에 그 무엇보다도 21년 만에 명예의 전당 영예를 안은 영광스러운 호주인이 된 것을 가장 자랑스럽게 생각하고 있다. 지금도 사이먼은 여러 곳의 라인댄스 워크숍을 다니며 안무가들 그리고 라인댄스 마니아들과 교류하며 새로운 안무들을 소개하고 가르치고 있다. 사이먼은 나 뿐 아니라 많은 라인댄스 마니아들이 사랑하는 자랑스러운 안무가이다.

사이먼은 카리스마 넘치는 춤의 선과 심플하고 파워있는 안무 수업은 유명하다. 특히 유머와 위트가 넘치는 친근감으로 함께 춤추는 사람들이 긴장하지 않고 즐겁게 춤을 추게 하며 집중과 몰입을 하게 하는 힘을 가지고 있다. 사이먼과 춤을 출 때에는 무아지경의 짜릿함을 느낄 수 있다. 워크숍에서만 느낄 수 있는 감정일 것이다. 나는 많은 수강생들과 이러한 느낌을 공감하고 싶어 워크숍에 함께 갔었고 지금도 추천을 한다.

나는 사이먼을 보면서 라인댄스 지도자는 사람들이 춤을 추고 싶게 만드는 사람이어야 한다는 것에 더욱 더 공감을 하게 된다.

(2) 미셸 페런(Michele Perron)

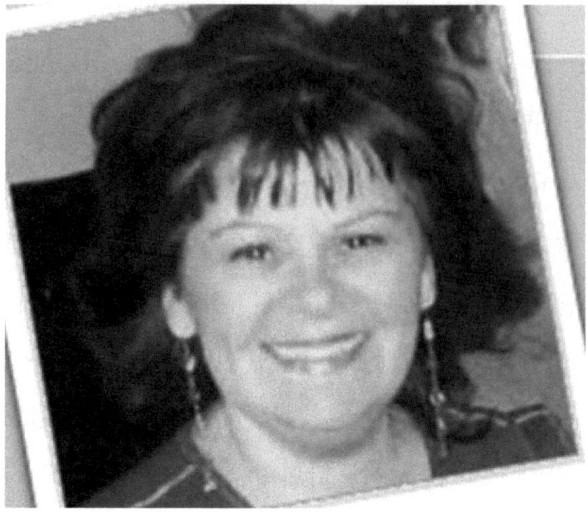

출처 : https://www.copperknob.co.uk/

미셸 페런(Michele Perron)은 캐나다 출신이며 댄스 안무가, 강사, 심사위원이며 동시에 공연자이다. 내가 라인댄스를 시작하여 라인댄스에 몰입할 즈음 그녀의 많은 작품들을 접하게 되었다. 그녀의 많은 작품들 중에 내가 특별히 좋아했던 작품은 Smokey Places, Senorita Sway, Chingford Cha Cha, Moves, Come Tomorrow, Bossy, Something Blue 등이 있다. 미셸 페런의 작품들은 음악 뿐 아니라 안무가 독특하기로 유명했다. 나는 그녀의 그 독특함이 나에게 강한 매력으로 다가왔다.

그녀는 아주 어린 나이부터 디즈니랜드와 할리우드 클럽에서 댄서로 활동하며 차차차, 왈츠, 룸바, 컨트리 투 스텝, 허슬, 웨스트 코스트 스윙, 펑크, 팝, 이스트 코스트 스윙 등을 댄스에 대한 다양한 지식과 기술이 풍부한 경력자였다. 미셸은 이후 1993년에 무용 회사 "Dance Expression"을 설립하여 무용을 강의하고 지도자를 양성할 뿐 아니라 여러 댄스 대회도 주관하며 댄서로서 많은 활동들을 해 왔다. 이런 경력의 미셸이 라인댄스를 하게 된 이유는 좋은 라인 댄서들을 만났기 때문이라 했다. 미셸은 라인 댄서들과 선생님들이 매우 친절하고 포용적이였으며 자신을 마치 가족처럼 행복한 느낌이 들게 해 주었다고 했다.

미셸은 현재 케나다 밴쿠버의 아름다운 작은 마을에서 남편 브라이언과 함께 라인댄스를 추며 살고 있다. 미셸과 브라이언은 춤의 건강한 분위기, 좋은 동료애, 에너지, 훌륭한 음악 작품에 맞춰 춤 동작을 맞추는 순수한 즐거움을 사랑한다고 했다. 나는 그녀의 이 말을 가장 좋아하고 공감한다. 얼마 전 그녀의 멋진 작품 중에 "Unbreak My Heart"라는 작품을 영상에 올린 적이 있는데 그 영상에 멋지고 감사하다는 댓글로 인사를 하는 그녀를 보고 감동을 받았던 적이 있다. 미셸은 댄서로서도 전문가 일 뿐 아니라 모든 면에서 친절하고 섬세하게 자신의 작품도 사랑하고 자신의 작품을 사랑해 주는 사람들과도 소통하는 멋진 안무가이며 지도자라는 생각이 든다.

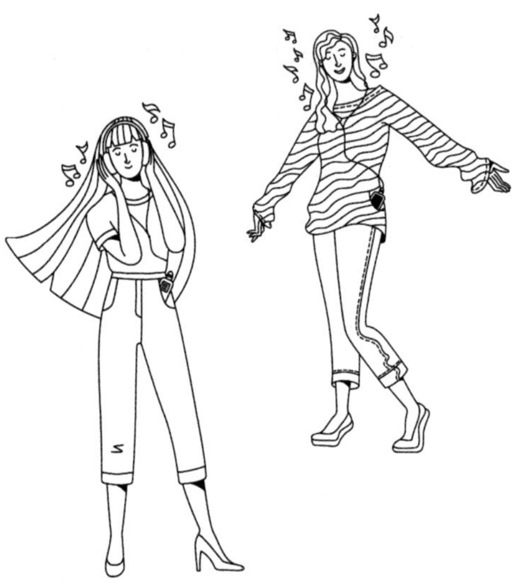

제2부

라인댄스의 실제

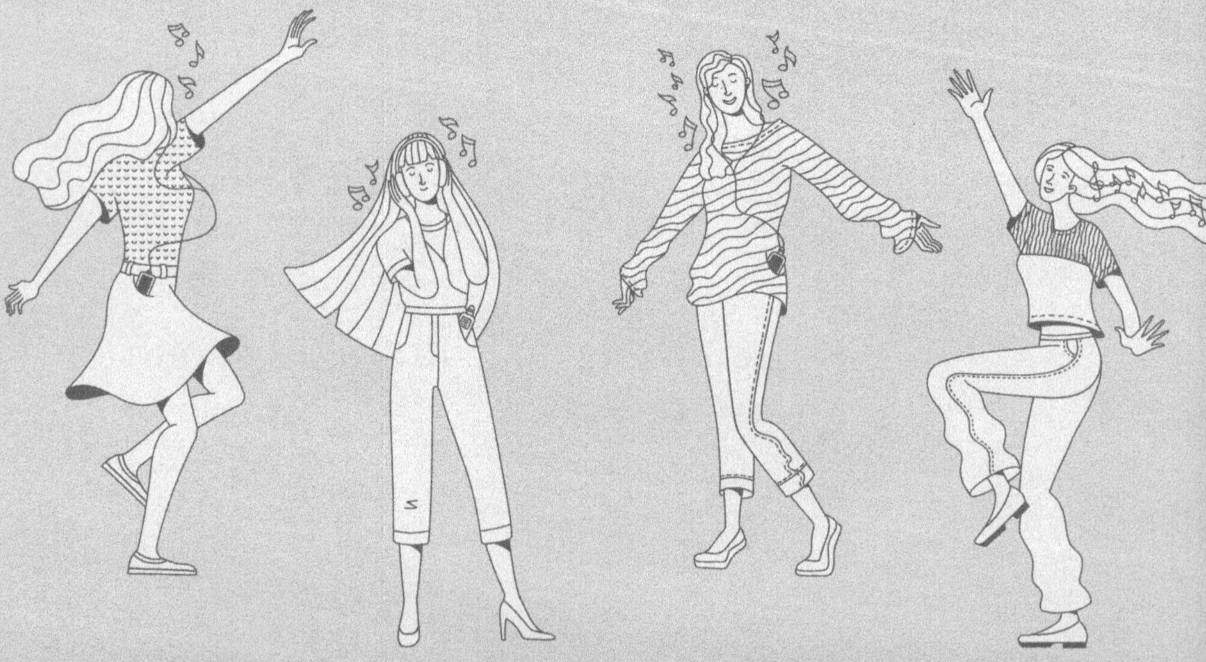

제1장

라인댄스 스텝 시트Step Sheet란

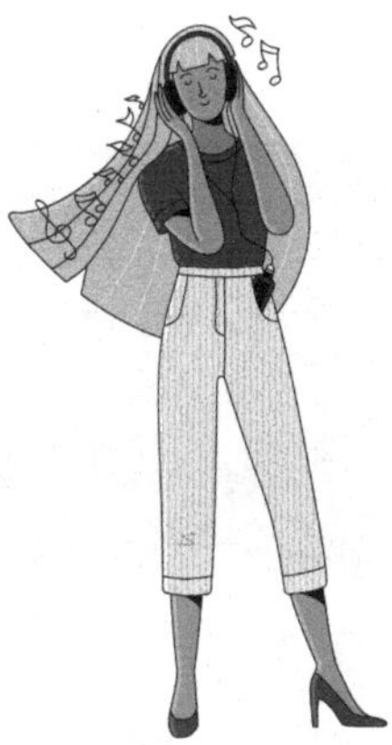

스텝 시트(Step Sheet)는 안무가가 음악에 따라 라인댄스에 적합한 안무를 상세히 기록해 놓은 노트(Note)를 말한다.

스텝 시트의 내용에는 라인댄스의 제목(List), 안무가(Choreographer), 카운트(Count), 벽(Wall), 수준(Level), 음악(Music) 5가지 구성 요소와 전체 안무에 대한 내용을 섹션 (Section)별로 동작이 상세하게 기술되어 있다. 위의 구성요소들 중에 특히 제목과 안무가 그리고 음악을 꼭 확인해야 한다.

스텝 시트에서 제목과 안무가 그리고 음악을 꼭 확인해야 하는 이유는 다음과 같다.

① 라인댄스 제목과 음악은 같지만 안무가가 다른 경우가 있다.

② 라인댄스 제목은 같지만 안무가와 음악이 다른 경우가 있다.

③ 라인댄스 제목과 음악은 같지만 안무가와 음악의 뮤지션이 다른 경우도 있다.

따라서 라인댄스 제목으로 스텝 시트를 찾거나 영상을 확인할 때는 안무가와 음악, 그리고 뮤지션을 확인하는 것이 중요하다.

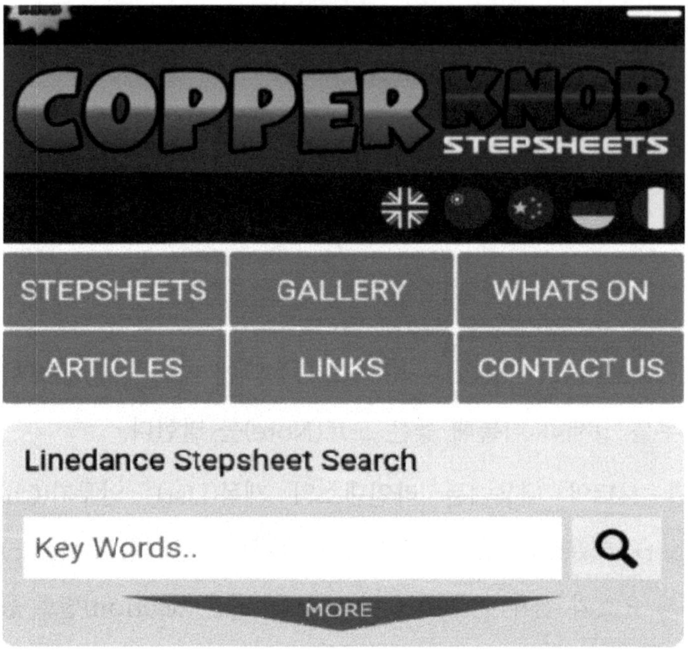

스텝 시트 사이트 https://www.copperknob.co.uk/

최근에는 유트브 등 온라인의 활성화로 영상을 통해 새로운 안무들과 수업에 활용할 많은 안무들을 배울 수 있어 스텝 시트의 기능이 약해진 것이 사실이다. 그리고 여러 나라의 라인댄스 팀들의 다양한 안무 영상들이 업로드 되어 볼 수 있어 비교 분석하여 자신에게 적합한 안무로 응용하여 재구성 하는데 도움이 된다. 하지만 나는 안무가들의 스텝 시트를 확인하고 안무가가 직접 안무하는 영상을 꼭 참조하도록 권한다. 안무가 자신이 선택한 음악을 어떻게 해석하고 안무를 하는지를 알아보는 것이 안무가에 대한 예의이며 존중이라고 생각하기 때문이다. 먼저 스텝 시트를 통해 스텝 용어들과 안무 구성을 확인하고 수업에 활용할 수 있도록 자신만의 스텝 시트 노트를 만들기를 추천한다. 그리고 자신이 속해 있는 그룹의 특성에 맞는 음악과 안무를 선택하고 안무를 융통성 있게 지도하는 것이 무엇보다 중요하다 하겠다.

스텝 시트는 온라인 사이트에서 검색하면 오래된 라인댄스뿐 아니라 최근 인기 라인댄스들을 연도별, 월별로 검색해서 찾아볼 수 있다. 또한 인기 라인댄스, 장르별 라인댄스, 안무가 등을 검색하면 원하는 라인댄스 스텝 시트(Step Sheet)를 언제든 보고 배울 수 있도록 정보를 제공하고 있다. 지금도 매일 온라인으로 많은 스텝 시트가 올라오고 있다.

스텝 시트를 보는 방법과 자신만의 스텝 시트를 만들 때 알아야 할 내용은 다음과 같다.

첫째, 스텝 시트에서 인지해야 할 중요한 내용은 구성요소, 섹션(Section)별 스텝과 동작, 태그(Tag)와 리스타트(Restart), 라인댄스의 기본스텝이다.

특히 구성요소의 내용은 제목(List), 카운트(Count), 월(Wall), 음악(Music), 안무가(Choreographer)이다.

둘째, 스텝 시트에서는 스텝의 이동 방향과 용어 그리고 발의 움직임 방향 용어와 이니셜(Initial)을 이해해야 한다. 스텝 시트에 표기

된 용어들은 대부분 이니셜(Initial)로 표기 되어 있다. 그리고 자신의 노트 만들기도 이니셜로 간편하게 정리하는 것이 편리하다.

스텝 이동과 발의 움직임 방향 용어들 그리고 용어들의 이니셜(Initial)을 다음과 같이 정리하였다.

1) 라인댄스에서 스텝의 이동 방향을 나타내는 용어

① 앞으로 향하는 포워드(Forward)
② 뒤로 향하는 백워드(Backward)
③ 대각선 방향의 다이에그널(Diagnal)

2) 발의 움직임 방향에 따른 스텝 용어

① 대각선 앞은 크로스(Cross)
② 대각선 뒤는 비하인드(Behind)
③ 직진 앞을 프론트(Front)
④ 직진 뒤는 백(Back),
⑤ 좌, 우 옆은 사이드(Side)

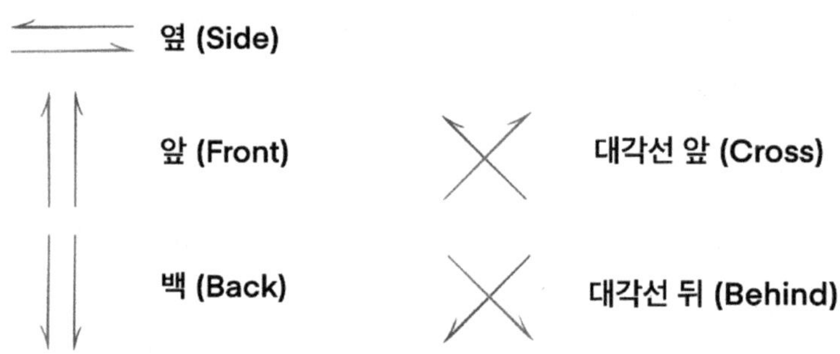

발의 움직임 방향에 따른 스텝 용어

3) 스텝 시트에서 표기 되는 용어 이니셜(Initial)

스텝 시트에서 주로 표기 되는 이니셜(Initial)		
S	Section	구분
FWD	Forward	스텝을 앞 방향으로 움직이는 용어.
BWD	Backward	스텝을 뒤 방향으로 움직이는 용어
Dia	Diagonal	스텝을 대각선 방향으로 움직이는 용어
RF	Right Foot	오른발
LF	Left Foot	왼발
Q.T.	Quarter Turn (1/4 T)	90도 회전
H.T.	Half Turn (1/2 T)	180도 회전.
F.T.	Full Turn	360도 회전
P.Q.T.	Pivot Quarter Turn	중심축(Pivot)을 한 발 앞에 두고 90도 회전한다.
P.H.T.	Pivot Half Turn	중심축(Pivot)을 한 발 앞에 두고 180도 회전한다.
R.T.	Right Turn	오른쪽으로 회전
L.T.	Left Turn	왼쪽으로 회전

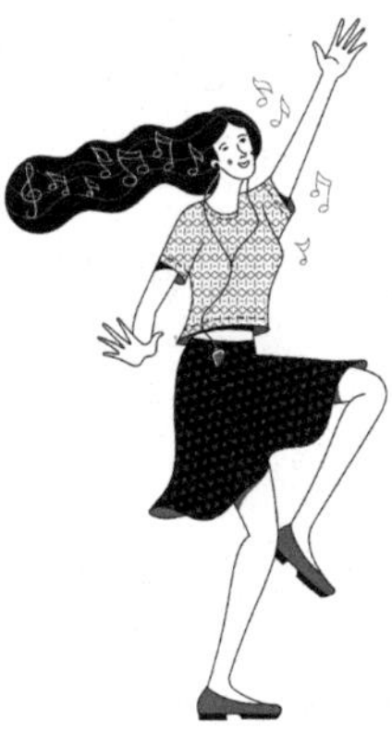

제2장

라인댄스 스텝 시트Step Sheet 실제

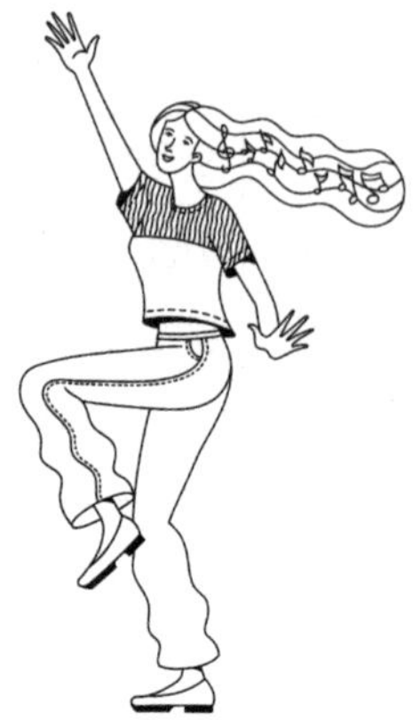

라인댄스 스텝 시트(Step Sheet) 실제에는 내가 직접 안무한 곡들과 여러 안무가들이 안무한 곡들을 이해하기 쉽게 표기하였고, 그리고 나만의 심플 노트(Simple Note)를 만들어 예로 제시해 놓았다.

수업에 필요한 라인댄스 곡들은 특별한 안무가와 안무한 년도에 치중하기 보다는 자신이 속한 수강생들의 정서와 나이를 고려하여 선택하기를 추천한다. 라인댄스 스텝 시트(Step Sheet) 실제에 정리한 곡들은 그동안 여러 곳에서 다양한 연령의 수강생들을 강의하며 인상 깊었던 곡 중심으로 선정해 보았다.

1. 내가 직접 안무한 곡들

1) Ring My Bell
2) World Taste Good(컬투의 세상 참 맛있다)
3) Fate In Time(이찬원의 시절 인연)
4) Woman Of Samba(설운도의 삼바의 여인)
5) The Road(김윤아의 길)
6) Rolling In The Deep
7) Morning Bird(높은음자리의 새벽새)

2. 가장 감명 깊었던 곡들

8) Come Dance With me
9) Music To My Eyes
10) Green Green Grass Of Home
11) Slowly,Gently,Softly
12) Mileys Flower
13) Everyone Needs Hero
14) Here I Am Honey
15) Gypsy Queen
16) Cry To Me
17) Windy City Waltz
18) All Of Me
19) Can't Take My Eyes
20) Trust Me.

출처 : 스텝 시트 사이트 https://www.copperknob.co.uk/

1. Ring My Bell

Count	32
Wall	4
Level	Beginner
Choreographer	MiMi Son (South Korea).2023. Dec.
Music	Ring My Bell By Anita Ward

No Tag, No Restart

Section 1: Vine, Touch, Rolling Vine, Touch.

- **1-2** RF Step Side, LF Cross Behind RF,
- **3-4** RF Step Side, LF Touch Next to RF.
- **5-6** 1/4 turn right LF Fwd, 1/2 turn right RF Back,
- **7-8** 1/4 turn right RF to R Side, RF Touch Next to LF.

※ Option : L-Vine, Touch instead of Rolling Vine, Touch for Ultra beginner

오른발-바인(1,2,3), 왼발-터치(4), 왼발-왼쪽 360도 턴(5,6,7)
오른발-터치(8)
(왼쪽 360도 턴이 힘든 경우-바인 터치로)

Section 2: FWD Step, Hitch, FWD Step, Hitch, Back (R-L-R),Hitch

- **1-2** RF Forward Step, Hitch L-Knee,
- **3-4** LF Forward Step, Hitch R-Knee.
- **5-6** RF Walk Backward, LF Walk Backward,
- **7-8** RF Walk Backward, Hitch L-Knee.

오른발-앞(1), 왼발-히치(2), 왼발-앞(3), 오른발-히치(4),
오른발-뒤(5), 왼발-뒤(6), 오른발-뒤(7), 왼발-히치(8).

Section 3: LF F.W.D. Step (Dai), Hip Bump Up, Hip Bump Down, Hip Bump Up&Down, Hitch

- **1-2** LF Forward Step&Hip Bumping Up Twice,
- **3-4** Hip Bumping Down Twice.
- **5-6** Hip Bumping Up & Down,
- **7-8** Hip Bumping Up, Hitch R-Knee.

왼발-(왼쪽 대각선 앞) 힙을 위로 두 번(1,2), 아래로 두 번(3,4)
힙을 위, 아래, 위(5,6,7), 오른발-히치(8)

Section 4: K-Step(&Clap) 1/4

- **1-2** RF (dia) Forward Step, LF Touch next to RF,
- **3-4** LF (dia) Backward Step, RF Touch next to LF.
- **5-6** 1/4 Right Turn LF (dia) Backward Step, RF Touch next to LF,
- **7-8** LF(dia) Forward Step, RF Touch next to LF.

오른발-K 스텝 90도 턴(대각선 앞(1), 터치(2), 대각선 뒤(3), 터치(4), 90도 오른쪽 대각선 뒤(5), 터치(6), 대각선 앞(7), 터치(8).

Simple Note

Ring My Bell, 32C, 4W, Level-Beg Music-Ring My Bell, Chore.-MiMi Son, No Restart, No Tag

S1	R-Vine, L-Touch, L-Rolling Vine(or Vine), R-Touch. 1, 2, 3, 4, 5, 6, 7, 8.
S2	R-Step, Hitch, L-Step, Hitch, R-Back X3, L-Hitch. 1, 2, 3, 4, 5, 6, 7, 8.
S3	L-Hip Bump Up, Up, Down, Down, Up&Down&Up, R-Hitch. 1, 2, 3, 4, 5, 6, 7, 8.
S4	R-K Step (Clap)1/4 R.T. 1, 2, 3, 4, 5, 6, 7, 8.

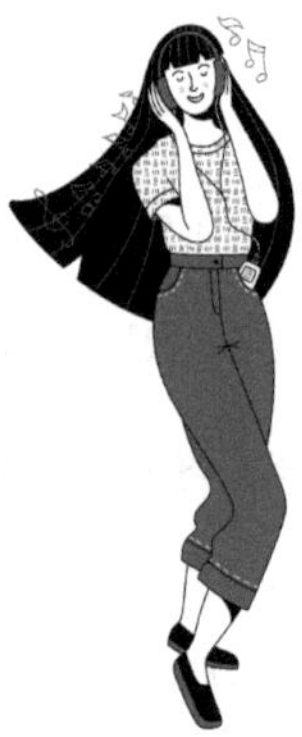

2. World Taste Good(세상 참 맛있다)

Count	32
Wall	4
Level	Beginner
Choreographer	MiMi Son (South Korea) 2023, Nov.
Music	World Taste Good (세상 참 맛있다) By컬투-Feat 타이거JK& 윤미래
No Tag, 2 Restart	

Section 1: Heel, Heel, Coast Step, Heel, Heel, Coaster Step

- **1-2** RF (dia) Forward Heel Touch Twice,
- **3&4** RF Step to Back, LF Together next to RF, RF Forward Step.
- **5-6** LF (dia) Forward Heel Touch Twice,
- **7&8** LF Step to Back, RF Together next to LF, LF Forward Step.

오른발-(오른쪽 대각선 앞) 힐, 힐 (1,2), 오른발-코스터 스텝(3&4),
왼발-(왼쪽 대각선 앞) 힐, 힐(5,6,), 왼발-코스터 스텝(7&8).

Section 2: Charleston Step ×2

- **1-2** RF Forward Step, LF Forward Step Touch,
- **3-4** LF Backward Step, RF Backward Step Touch.
- **5-6** RF Forward Step, LF Forward Step Touch,
- **7-8** LF Backward Step, RF Backward Step Touch.

오른발-앞(1), 왼발-(앞) 터치(2), 왼발-뒤(3), 오른발-(뒤) 터치(4)
(찰스톤 스텝) 두 번(5,6,7,8)

Section 3: Walk, Walk, Mambo, Back, Back, Mambo

- **1-2** RF Walk Forward, LF Walk Forward,
- **3&4** RF Front Rock, Recover LF, RF Backward Step.
- **5-6** LF Walk Backward, RF Walk Backward,
- **7&8** LF Back Rock, Recover RF, LF Forward Step.

오른발-걷기(1), 왼발-걷기(2), 오른발-맘보(3&4),
왼발-뒤(5), 오른발-뒤(6), 왼발-맘보(7&8).

Section 4: Out, Out, In, In, Jazz Box 1/4

- **1-2** RF Forward Right Side, LF Forward Left Side,
- **3-4** RF Backward to Center, LF Backward to Center.
- **5-6** RF Cross over LF, 1/4 right turn &LF Back,
- **7-8** RF Side to Right Side, LF Cross Over RF.

오른발-(앞)옆 (1), 왼발-(앞)옆(2), 오른발-(뒤) 안(3), 왼발-(뒤)안(4)
오른발-재즈박스 90도 턴(5,6,7,8)

※ **Restart after 16count on 3 Wall (6:00), 7 Wall(3:00)**

Simple Note

W.T.G, 32C, 4W, Level-Beg, Music-World Taste Good,
Chore.-MiMi Son, 2 Restart

S1	R-Heel, Heel, R-Coaster, L-Same 1, 2, 3&4, 5, 6, 7&8.
S2	R-Charleston(Step, Kick, Back, Touch)X2, 1, 2, 3, 4, 5, 6, 7, 8.
S3	R-Walk, Walk, R-Mambo, L-Back, Back, L-Mambo 1, 2, 3&4, 5, 6, 7&8.
S4	R-Out, Out, In, In, R-Jazz Box 1/4. 1, 2, 3, 4, 5, 6, 7, 8.
	Restart: 16C on 3 W(6:00), 7 W (3:00)

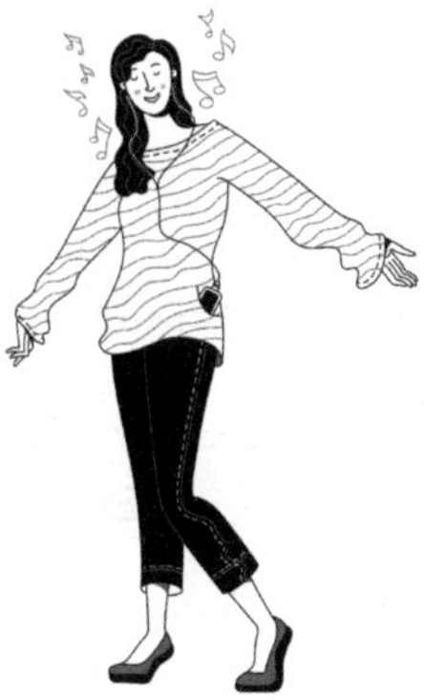

3. Fate In Time(시절인연)

Count	32
Wall	4
Level	Improver
Choreographer	MiMi Son(South Korea), 2023, June
Music	Fate In Time(시절인연) By Lee Chan Won (이찬원)

1 Tag, 1 Restart

Section 1: Rumba Box, Back, Back, Coaster Cross

- **1&2** LF Step to L Side, RF Step next to LF, LF Step Forward,
- **3&4** RF Step to R Side, LF Step next to RF, RF Step Backward
- **5-6** LF Step Back, RF Step Back,
- **7&8** LF Step Back, RF Step next to LF, LF Cross over RF.

왼발-룸바 박스 앞(1&2), 오른발-룸바 박스 뒤(3&4),
왼발-뒤(5), 오른발-뒤(6), 왼발-코스터 크로스(7&8).

Section 2: Side Rock , Recover, Cross, 1/4Back, 1/4 Side, Cross×2

- **1&2** RF Side Rock, Recover LF, RF Cross over L,
- **3&4** LF 1/4 R.T.&Back, RF 1/4 R.T Side, LF Cross over RF.
- **5&6** RF Side Rock, Recover LF, RF Cross over LF,
- **7&8** LF 1/4 R.T.&Back, RF 1/4 R.T. Side, LF Cross Over RF.

오른발-가위 스텝(1&2), 왼발-오른쪽 180도 가위스텝(3&4),
오른발-가위스텝(5&6), 왼발-오른쪽 180도 가위스텝(7&8)

Section 3: Samba, Samba, Mambo, Mambo

- **1&2** RF Side Rock, Recover LF, RF Together next to LF,
- **3&4** LF Side Rock, Recover RF, LF Together next to RF.
- **5&6** RF Front Rock, Recover LF, RF Step to Back,
- **7&8** LF Back Rock, Recover RF, LF Step to Forward.

오른발-삼바(1&2), 왼발-삼바(3&4), 오른발-맘보(5&6), 왼발-맘보(7&8)

Section 4: Step, Lock, Step 1/2 Hitch, Step, Lock, Step 1/4 Hitch, Sway(R-L), Big Side, Drag Touch

- **1&2** RF Step Forward LF Lock Behind RF, RF Step Fwd 1/2 R.T &Hitch LF Knee,
- **3&4** LF Step Forward RF Lock Behind LF, LF Step Fwd 1/4 L.T &Hitch RF Knee.
- **5-6** Sway Right, Sway Left,

• **7-8** RF Step to Big Side, LF Step Touch next to RF.

오른발-앞(1), 왼발-오른발 뒤(&), 오른발-앞&왼발-180도 오른쪽 히치(2) 왼발-앞(3), 오른발-왼발 뒤(&), 왼발-앞&오른발-90도 왼쪽 히치(3), 스웨이 오른쪽(5), 왼쪽(6), 왼발-옆으로 길게(7), 오른발-왼발 옆 터치(8).

※ 4 Count Tag: End of 2 Wall (6:00)-Sway (L-R-L-R)

2Wall 후 스웨이 4박자 (왼쪽, 오른쪽, 왼쪽, 오른쪽) Tag

※ Restart after 16 count on 4 wall (3:00) 리스타트-16카운트(4 Wall)

Step Change: Touch(8) instead of Last Step Cross(8) on 16count

16카운트 마지막 박자 크로스 대신 왼발 터치로 스텝 바꾸고 리스타트

Simple Note

Fate In Time, 32C, 4 W, Level-Imp , Music-Fate In Time, Chore-MiMi Son, 1 Tag, 1 Restart.

S1	L-Rumb Box, L-Back, Back, L-Coaster Cross. 1&2, 3&4, 5, 6, 7&8.
S2	R-Side, Rock, Cross, L-1/4 Back, 1/4 Side, Cross X2 1&2, 3&4, 5&6, 7&8.
S3	R-Samba, L-Samba, R-Mambo, L-Mambo 1&2, 3&4, 5&6, 7&8.
S4	R-Step, Lock, Step1/2Hitch, L-Step, Lock, Step1/4 Hitch, 1&2 3&4, Sway R, Sway L, R-Big Side, L-Touch. 5, 6, 7, 8
	Tag(4C): Sway X4(2 Wall-6:00) **Restart (16C): 4 Wall(3:00)- 마지막 스텝 Cross 대신 Touch로**

4. Woman of Samba(삼바의 여인)

Count	32
Wall	4
Level	High Beginner/ Improver
Choreographer	MiMi Son (South Korea). 2023. June
Music	Woman Of Samba(삼바의 여인) By Seol Woondo(설운도)

No Tag, No Restart

Section 1: Cross Shuffle(RF, LF), 1/2 R.T Cross Shuffle(RF, LF)

- **1&2** RF Cross over LF, LF Step to L Side, RF Cross over LF,
- **3&4** LF Cross over RF, RF Step to R Side, LF Cross over RF.
- **5&6** 1/2 Right Turn& RF Cross over LF, LF step to L Side, RF Cross over LF,
- **7&8** LF Cross over RF, RF step to R Side, LF Cross over RF.

오른발-(왼쪽 대각선)차차차(1&2), 왼발-(오른쪽 대각선)차차차(3&4)
180도 오른쪽 턴 오른발-(왼쪽 대각선)차차차(5&6),
왼발-(오른쪽 대각선)차차차(7&8)

Section 2: Samba, Samba, Mambo, Mambo

- **1&2** RF Side Rock, Recover LF, RF Together to Left,
- **3&4** LF Side Rock, Recover RF, LF Together to Right.
- **5&6** RF Front Rock, Recover LF, RF Step to Backward,
- **7&8** LF Back Rock, Recover RF, LF Step to Forward.

오른발-삼바(1&2), 왼발-삼바(3&4), 오른발-맘보(5&6), 왼발-맘보(7&8).

Section 3: Hip Bumping, 1/2 Hip Bumping, K.B.C. 1/4 K.B.C

- **1&2** RF (dia)Touch& Hip Bump(Up,Down,Up),
- **3&4** 1/2 L.T&LF (dia)Touch&Hip Bump(Up,Down,Up).
- **5&6** RF Kick, RF Ball on Place, LF Step to Forward,
- **7&8** 1/4 R.T&RF Kick, RF ball on Place, LF Step to Forward.

오른발-(대각선 앞)힙 범핑(1&2), 180도 왼쪽으로 턴
왼발-(왼쪽 대각선 앞) 힙 범핑(3&4), 오른발-킥볼 체인지(5&6),
90도 오른쪽 턴 왼발-킥 볼 체인지(7&8)

Section 4: Cross Samba, Cross Samba, Cross Rock, Recover, Side, Stomp, Clap, Clap

- **1&2** RF Cross over LF, LF Side Rock, Recover RF,
- **3&4** LF Cross over RF, RF Side Rock, Recover LF.
- **5-6&** RF Cross Rock, Recover LF, RF Back next to LF,
- **7&8** LF Stomp, Clap, Clap.

오른발-크로스 삼바(1&2), 왼발-크로스 삼바(3&4),
오른발-크로스(5), 왼발-뒤(6), 오른발-왼발 옆에(&),
왼발-스톰(7), 박수 두 번(&8)

Simple Note

W.O.S, 32C, 4W, Level- Imp,
Music-Woman of Samba By Seol woondo. Choreo-MiMi Son.
No Tag, No Restart

S1	R-Cross Shuffle, L-Cross Shuffle, 1&2, 3&4, R-1/2 R.T Cross Shuffle , L-Cross Shuffle 5&6, 7&8.
S2	R-Samba, L-Samba, R-Mambo R, L-Mambo. 1&2, 3&4, 5&6, 7&8.
S3	R-Hip Bump, L-1/2 Hip Bumping, R-K.B.C, R-1/4 K.B.C 1&2, 3&4, 5&6, 7&8.
S4	R-Cross Samba L-Cross Samba, R-Cross, Rock, Side, 1&2, 3&4, 5, 6 & L-Stomp, Clap,Clap 7, & 8.

5. The Road(길)

Count	64
Wall	4
Level	Intermediate
Choreographer	MiMi Son (South Korea) 2023, June
Music	The Road By Kim Yuna (OST part 4)
No Tag, No Restart	

Section 1: RF Vine, Touch, LF Vine, Touch

- **1-2** RF Step to R Side, LF Cross behind RF,
- **3-4** RF Step to R Side, LF Touch next to RF.
- **5-6** LF Step to L Side, RF Cross behind LF,
- **7-8** LF Step to L Side, RF Touch next to LF.

오른발-바인(1,2,3), 왼발-터치(4), 왼발-바인(5,6,7), 오른발-터치(8)

Section 2: Side Rock, Recover & Side Rock, Recover &, P.H.T×2

- **1-2&** RF Side Rock, Recover LF, Together,
- **3-4&** LF Side Rock, Recover RF, Together.
- **5-6** RF Step Forward 1/2 Turn Left,
- **7-8** RF Step Forward 1/2 Turn Left.

오른발-옆(1), 왼발-제자리(2), 오른발-왼발 옆에 붙이고(&),
왼발-옆-(3), 오른발-제자리(4), 왼발-오른발 옆에 붙인다(&).
오른발-피벗 180도 턴 두 번 (5,6,7,8)

Section 3: Cross Samba, Cross Samba, Jazz Box 1/4

- **1&2** RF Cross Over LF, LF Side Rock, Recover RF,
- **3&4** LF Cross Over RF, RF Side Rock, Recover LF.
- **5-6** RF Cross Over LF, LF Step to 1/4 Back,
- **7-8** RF Step to R Side, LF Cross Over RF.

오른발-크로스 삼바(1&2), 왼발-크로스 삼바(3&4),
오른발-재즈 박스 90도

Section 4: Side Rock, Recover, Weave ×2

- **1-2** RF Side Rock, Recover LF,
- **3&4** RF Cross Behind LF, LF Step to L Side, RF Cross Over LF.
- **5-6** LF Side Rock, Recover RF,
- **7&8** LF Cross Behind RF, RF Step to R Side, LF Cross Over RF.

오른발-옆(1), 왼발-제자리(2), 오른발-위브 (3&4),
왼발-옆(5), 오른발-제자리(6), 왼발-위브(7&8).

Section 5: Front Rock, Recover, Together, Front Rock, Recover Back, Back, Coaster Step

- **1-2&** RF Front Rock, Recover LF, RF Together next to LF,
- **3-4** LF Front Rock, Recover RF.

- **5-6** LF Step to Back, RF Step to Back,
- **7&8** LF Step to Back, RF Step Back next to LF, LF Step Forward.

오른발-앞(1), 왼발-뒤(2), 오른발-왼발 옆에 붙인다(&), 왼발-앞(3), 오른발-뒤(4), 왼발-뒤(5), 오른발-뒤(6), 왼발-코스터 스텝(7&8)

Section 6: Samba, Samba, Mambo, Mambo

- **1&2** RF Side Rock, Recover LF, RF Together next to LF,
- **3&4** LF Side Rock, Recover RF, LF Together next to RF.
- **5&6** RF Front Rock, Recover LF, RF Step to Back,
- **7&8** LF Back Rock, Recover RF, LF Step to Front.

오른발-삼바(1&2), 왼발-삼바(3&4), 오른발-맘보(5&6), 왼발-맘보(7&8)

Section 7: Heel Swivel, Coaster Step, Back, Drag&, Step, Touch

- **1-2** RF (dia) Step Forward Touch& Heel Twist ×2,
- **3&4** RF Step to Back, LF Together next to RF, RF Step Front.
- **5-6&** LF Step Big Back, RF Drag to Backward Ball Change,
- **7-8** LF Step Forward, RF Touch next to LF.

오른발-(대각선 앞 터치)스위블 두 번(1,2), 오른발-코스터 스텝(3&4), 왼발-길게 뒤로(5), 오른발-왼발 쪽으로 드래그(6), 스위치(&), 왼발-앞(7), 오른발-왼발 옆에 터치(8)

Section 8: Side, Touch, Side, Touch, Walking 1/2 (R-L-R-L)

- **1-2** RF Step to R Side, LF Touch next to RF,

- **3-4** LF Step to L Side, RF Touch next to LF.
- **5-6** Walking right turn around 1/4 RF, LF,
- **7-8** Walking right turn around 1/4 RF, LF.

오른발-옆(1), 왼발-오른발 옆에 터치(2), 왼발-옆(3), 오른발-왼발 옆에 터치(4)
오른쪽 방향으로 180도 돌며 걷기-오른발(5), 왼발(6), 오른발(7), 왼발(8)

Simple Note

The Road, 64C, 4W, Level-Inte. Music-The Road By Kim Yuna
Chore: MiMi Son. No Tag, No Restart

S1	R-Vine, L-Touch, L-Vine, R-Touch. 1,2,3, 4, 5,6,7, 8.
S2	R-Side, Rock,& L-Side, Rock &, R-P.H.T X2. 1, 2& 3, 4 &, 5,6,7,8.
S3	R-Cross Samba, L-Cross Samba, R-Jazz Box 1/4. 1&2, 3&4, 5,6,7,8.
S4	R-Side, Rock, R-Weave, L-Side, Rock, L-Weave. 1, 2, 3&4, 5, 6, 7&8.
S5	R-Front, Rock &, L-Front, Rock, L-Back, Back, L-Coaster Step 1, 2 & 3, 4, 5, 6, 7&8.
S6	R-Samba, L-Samba, R-Mambo, L-Mambo. 1&2, 3&4, 5&6, 7&8.
S7	R-Heel Swivel ,R-Coaster Step, L-Back, R-Drag&, L-Step, R-Touch 1&2, 3&4, 5, 6&, 7, 8.
S8	R-Side, L-Touch, L-Side, R-Touch, 1, 2, 3, 4 R-Walking (1/2right turn R, L, R, L) 5,6,7,8.

6. Rolling In The Deep

Count	80 - A(32 Count), B(32 Count), C(16 Count)
Wall	4
Level	Intermediate
Choreographer	MiMi Son(South Korea), 2023, Aug.
Music	Rolling In The Deep By Adele
*Sequence	A, A, B, A, A, B, A, A, A, C, C, A, A

A (32 Count)

Section 1: Walk, Walk, Back-Rock-Back, Back, Back, Coaster Step

- **1-2** RF Step to Forward, LF Step to Forward,
- **3&4** RF Back Rock, Recover LF, RF Step to Backward.
- **5-6** LF Step to Backward, RF Step to Backward,
- **7&8** LF Step to Backward, RF Together next to LF, LF Step Fwd.

오른발-걷기(1), 왼발-걷기(2), 오른발-뒤(3), 왼발-제자리(&),
오른발-뒤(4), 왼발-뒤로((5), 오른발-뒤로(6), 왼발-코스터 스텝(7&8)

Section 2: (Side) Point&Point&Point&Point&, Jazz Box

- **1&2&** RF R Side Point, Together, LF L Side Point, Together,
- **3&4&** RF R Side Point, Together, LF L Side Point, Together.
- **5-6** RF Cross Over LF, LF Step to Back,
- **7-8** RF Step to R Side, LF Cross Over RF.

오른발, 왼발 스위치 하며 옆 포인트 4번 (1&2&3&4&),
오른발-재즈박스(5,6,7,8)

Section 3: Front Rock, Recover, 1/2 Shuffle, F.T. Shuffle

- **1-2** RF Front Rock, Recover LF,
- **3&4** 1/2 right turn Shuffle.
- **5-6** 1/2 right turn LF to Back, 1/2 right turn RF to Forward,
- **7&8** LF Forward Shuffle.

오른발-앞(1), 왼발-뒤(2), 오른쪽 180도 오른발-샤플(3&4),
오른쪽으로 180도 왼발-뒤(5), 오른쪽 180도 오른발-앞(6),
왼발-샤플(7&8)

Section 4: Cross Samba, Cross Samba, Jazz Box 1/4

- **1&2** RF Cross over LF, LF Side Rock, Recover RF,
- **3&** LF Cross over RF, RF Side Rock, Recover LF.
- **5-6** RF Cross over LF, 1/4 right turn LF to Back,
- **7-8** RF Step to R Side, LF Cross over RF.

오른발-크로스삼바(1&2), 왼발-크로스삼바(3&4),
오른발-재즈박스 90도 턴(5,6,7,8)

B (32 Count)

Section1: Samba, Samba, Mambo, Mambo

- **1&2** RF Side Rock, Recover LF, RF Together next to LF
- **3&4** LF Side Rock, Recover RF, LF Together next to RF.
- **5&6** RF Front Rock, Recover LF, RF Step to Back,,
- **7&8** LF Back Rock, Recover RF, LF Step to Forward.

오른발-삼바(1&2), 왼발-삼바(3&4), 오른발-맘보(5&6), 왼발-맘보(7&8)

Section 2:(10 Count)Cross Samba, Cross Samba, Jazz Box, P.H.T

- **1&2** RF Cross Over LF, LF Side Rock, Recover RF,
- **3&4** LF Cross Over RF, RF Side Rock, Recover LF.
- **5-6** RF Cross Over LF, LF Step to Back,
- **7-8** RF Step to R Side, LF Cross over RF,
- **9-10** RF Step Forward, 1/2 Turn Left.

오른발-크로스 삼바(1&2), 왼발-크로스 삼바(3&4),
오른발-재즈박스(5,6,7,8), 오른발-피벗 180도 턴(9,10)

Section 3: Samba, Samba, Mambo, Mambo,

- **1&2** RF Side Rock, Recover LF, RF Together next to LF
- **3&4** LF Side Rock , Recover RF, LF Together next to RF.
- **5&6** RF Front Rock, Recover LF, RF Step to Back
- **7&8** LF Back Rock, Recover RF, LF Step to Forward.

오른발-삼바(1&2), 왼발-삼바(3&4), 오른발-맘보(5&6), 왼발-맘보(7&8)

Section 4:(6Count) Jazz Box, P.H.T

- **1-2** RF Cross Over LF, LF Step to Back,
- **3-4** RF Step to R Side, LF Cross Over RF.
- **5-6** RF Step Forward, 1/2 Turn Left.

오른발-재즈박스(1,2,3,4), 오른발-피벗 180도 턴(5,6)

C (16 Count)

Section 1: Samba, Samba, Mambo, Mambo,

- **1&2** RF Side Rock, Recover LF, RF Together next to LF,
- **3&4** LF Side Rock, Recover RF, LF Together next to RF.
- **5&6** RF Front Rock, Recover LF, RF Step to Back,
- **7&8** LF Back Rock, Recover RF, LF Step to Forward.

오른발-삼바(1&2), 왼발-삼바(3&4), 오른발-맘보(5&6), 왼발-맘보(7&8)

Section 2: Cross Samba, Cross Samba, Jazz Box

- **1&2** RF Cross Over LF, LF Side Rock, Recover RF,
- **3&4** LF Cross Over RF, RF Side Rock, Recover LF.
- **5-6** RF Cross Over LF, LF Step to Back,
- **7-8** RF Step to R Side, LF Cross Over RF.

오른발-크로스삼바(1&2), 왼발-크로스 삼바(3&4),
오른발-재즈박스(5,6,7,8)

Simple Note

Rolling in The Deep, 80C, 4W, Level-inte.
Musid-Rolling in the deep, Chore: MiMi Son,
***Sequence: A, A, B, A, A, B, A, A, A, C, C, A, A.**

A	32 Count
S1	R-Walk, Walk, R-Back-Rock-Back, L-Back, Back, L-Coaster Step. 1, 2, 3&4, 5, 6, 7&8.
S2	R-(side)Point&Point&Point&point&, R-Jazz Box. 1& 2&, 3&, 4&, 5,6,7,8.
S3	R-Front, L-Rock, R-Shuffle(1/2), L-F.T, L-Shuffle. 1, 2, 3&4, 5,6, 7&8.
S4	R-Cross Samba, L-Cross Samba, R-Jazz Box 1/4 1&2, 3&4, 5,6,7,8
B	32 Count
S1	R- Samba, L-Samba, R-Mambo, - Mambo 1&2, 3&4, 5&6, 7&8.
S2	R-Cross Samba, L-Cross Samba, R-Jazz Box, * R-P.H.T 1&2, 3&4, 5,6,7,8. 1,2
S3	R-Samba, L-Samba, R-Mambo, L Mambo, 1&2, 3&4, 5&6, 7&8.
S4	R-Jazz Box, *R-P.H.T. 1,2,3,4 5,6.
C	16 Count
S1	R-Samba, L-Samba, R-Mambo, L-Mambo, 1&2, 3&4, 5&6, 7&8.
S2	R-Cross Samba, L-Cross Samba, R-Jazz Box. 1&2, 3&4, 5,6,7,8.

7. Morning Bird(새벽 새)

Count	64
Wall	2
Level	Intermediate
Choreographer	MiMi Son (South Korea). 2023. Aug.
Music	Morning Bird(새벽 새) By Treble-Clef(높은음자리)
No Tag, 1 Restart	

Section 1: Back Rock, Recover, Fwd, Hold, Lock, Fwd Side, Back Rock, Recover,

- **1-2** RF Back Rock, Recover LF,
- **3-4&** RF Step to Forward, Hold, LF Lock Behind to RF.
- **5-6** RF Step to Forward, LF Step to L Side,
- **7-8** RF Back Rock, Recover LF.

오른발-뒤(1), 왼발-앞(락2), 오른발-앞(3), 홀드(4), (&),
오른발-앞(5), 왼발-옆(6), 오른발-뒤(7), 왼발-앞(8)

Section 2 : Figure 8 (Side, Touch),

- **1-2** RF Step to R Side, LF Cross Behind RF,
- **3-4** 1/4 right turn RF Step Forward, LF Step to Forward.

- **5-6** 3/4 Right Turn,
- **7-8** LF Step to L Side, RF Touch next to LF.

오른발-옆(1), 왼발-뒤, 오른발-오른쪽 90도 앞(3), 왼발-앞(4), 오른쪽 270도 턴(5,6) 왼발-옆(7), 오른발-왼발 옆 터치(8)

Section 3: Same With Section 1

색션 3은 색션 1과 같은 방법 8 count

Section 4: Pivot H.T., Pivot H.T. Jazz Box

- **1-2** RF Step Forward, 1/2 Turn Left,
- **3-4** RF Step Forward, 1/2 Turn Left.
- **5-6** RF Cross Over LF, LF Step to Back,
- **7-8** RF Step To R Side, LF Cross Over RF.

오른발 피벗 180도 두 번 돌기(1,2)(3,4), 오른발-재즈박스(5,6,7,8)

Section 5: Shimmy, Front Step, Touch, Back, Touch

- **1-2** Shimmy,
- **3-4** Shimmy.
- **5-6** RF Step to (dia)Forward, LF Touch next to RF,
- **7-8** LF Step to (dia)Backward, RF Touch next to LF.

오른발-앞 어깨 흔든다(1,2,3,4)
오른발-대각선 앞(5), 왼발-오른발 옆에 터치(6), 왼발-대각선 뒤(7), 오른발-왼발 옆에 터치(8)

Section 6: Step, Lock, Step, Brush, P.H.T. Step, Touch

- **1-2** RF Step to Forward, LF Lock Behind RF,
- **3-4** RF Step to Forward, LF Brush to Forward.
- **5-6** LF Step to Forward, 1/2 Right Turn
- **7-8** LF Step To Forward, RF Touch next to LF

오른발-앞(1), 왼발-오른발 뒤(락2), 오른발-앞(3), 왼발-브러쉬(4),
오른발-피벗180도 턴(5,6), 왼발-앞(7), 오른발-왼발 옆에 터치(8)

Section 7: Weave, Side Point, Weave, Side Point

- **1-2** RF Cross Behind to LF, LF Step to L Side,
- **3-4** RF Cross Over to LF, LF Point to L Side.
- **5-6** LF Cross Behind to RF, RF Step to R Side,
- **7-8** LF Cross Over to RF, RF Point to R Side.

*** Restart after 56Count On The 3 Wall**

오른발-위브 (1,2,3), 왼발-옆으로 포인트(4),
왼발-위브 (5,6,7), 오른발-옆으로 포인트(8)

Section 8: Hitch, Side Point, Cross, Side Point, Jazz Box. Touch

- **1-2** RF Hitch R Knee, RF Point to R Side,
- **3-4** RF Cross Over to LF, LF Point to L Side.
- **5-6** LF Cross Over to RF, RF Step to Back,
- **7-8** LF Step to L Side, RF Touch next to LF.

오른발-히치(1), 오른발=오른쪽 옆 포인트(2), 오른발-크로스(3),
왼발-왼쪽 옆 포인트(4), 왼발-재즈박스,(5,6,7) 오른발-왼발 옆에 터치(8)

Simple Note

Morning Bird, 64C, 2W, Level-Inter.
Music-Morning Bird by (높은음자리), Cho-MiMi, 1 Restart

<table>
<tr><td>S1</td><td>R-Back Rock, Recover, R-(fwd)Step, Hold, L-Lock,
1, 2, 3, 4 &
R-(fwd)Step, L-Side, R-Back Rock, L-Recover.
5, 6, 7, 8.</td></tr>
<tr><td>S2</td><td>R-Vine 1/4(3:00),L-Step, 270 (right turn)270 (12:00),
1,2,3 4, 5,6
L-Side, R-Touch,
7, 8</td></tr>
<tr><td>S3</td><td>S1</td></tr>
<tr><td>S4</td><td>R-Pivot H.T, R-Pivot H.T, R-Jazz Box.
1,2, 3,4, 5,6,7,8.</td></tr>
<tr><td>S5</td><td>R-(fwd)Step &Shimmy (1,2,3,4)
R-(fwd)Step, L-Touch, L-Back, R-Touch.
5, 6, 7, 8</td></tr>
<tr><td>S6</td><td>R-Step, L-Lock, R-Step, L-Brush,
1, 2, 3, 4
L-P.H.T, L-(fwd)Step, R-Touch.
5,6 7, 8</td></tr>
<tr><td>S7</td><td>R-Weave, L-Side Point, L-Weave, R-Side Point.
1,2,3, 4, 5,6,7, 8.
* Restart.(On 3 Wall)</td></tr>
<tr><td>S8</td><td>R-Hitch, R-Side Point, R-Cross, L-Side Point,
1, 2, 3, 4,
L-Jazz Box, R-Touch.
5,6,7, 8.</td></tr>
</table>

8. Come Dance With Me

Count	32
Wall	4
Level	Beginner.
Choreographer	Jo Thompson Szymanski(USA).
Music	Come Dance With Me By Nancy Heys.
No Tag, No Restart	

Section1:Diagonal Forward Lock Right, Diagonal Forward Lock Left

- **1-2** Step right diagonally forward, Lock left behind right,
- **3-4** Step right diagonally forward, Brush left forward,
- **5-6** Step left diagonally forward, Lock right behind left,
- **7-8** Step left diagonally forward, Brush right forward.

오른발-(오른쪽 대각선) 앞(1), 왼발-오른발 뒤(2), 오른발-앞(3), 왼발-브러쉬(4), 왼발-(왼쪽 대각선)앞(5), 오른발-왼발 뒤(6), 왼발-앞(7), 오른발-브러쉬(8)

Section 2: Jazz box, Over, Vine Right Side, Behind, Over

- **1-2** Cross right over left, Step left back,
- **3-4** Step right to side, Cross left over right.

- **5-6** Step right to side, Cross left behind right,
- **7-8** Step right to side, Cross left over right.

오른발-재즈박스(1,2,3,4), 왼발-바인 스텝(5,6,7), 왼발-크로스(8)

Section 3: Right Scissors, Left Scissors

- **1-2** Step right to side, Step left together,
- **3-4** Cross right over left, Hold.
- **5-6** Step left to side, Step right togethe,
- **7-8** Cross left over right, Hold.

오른발-가위 스텝(1,2,3), 홀드(4), 왼발-가위 스텝(5,6,7), 홀드(8)

Section 4: Right Scissors, Side, Behind, Turn 1/4 left, Forward, Turn 1/2 Left

- **1-2** Step right to side, Step left together,
- **3-4** Cross right over left, Step left to side.
- **5-6** Cross right behind left, Turn 1/4 left,
- **7-8** Step right forward, Turn 1/2 left (weight to left).

오른발-가위스텝(1,2,3), 왼발-바인 90도 왼쪽(4,5,6),
오른발-피벗 1/2 턴(7,8)왼발에 무게를 둔다.

Simple Note

Come Dance With Me, 32C, 4W, Level- Beg,
Music-Come Dance With Me By Nancy hey
Choreo: Jo Thomson, No Tag, No Restart

S1	R-(Dia)Step, Lock, Step, Brush, L-Same. 1, 2, 3, 4, 5, 6, 7, 8.
S2	R-Jazz Box, Cross, R-Vine, Cross. 1, 2, 3, 4, 5,6,7 8.
S3	R- Scissors, Hold, L-Scissor, Hold. 1,2,3 4, 5,6,7 8.
S4	R-Scissors, L-Vine 1/4, R-P.H.T . 1,2,3 4,5,6 7,8

* 라인댄스 초보였을 때 가장 인상 깊었던 댄스였다. 특히 시니어분들에게 편안한 음악과 스텝으로 좋은 평가를 받은 곡이다. 다른 팝과 트롯, 가요 등 다양한 음악에 응용해도 좋은 안무이다.

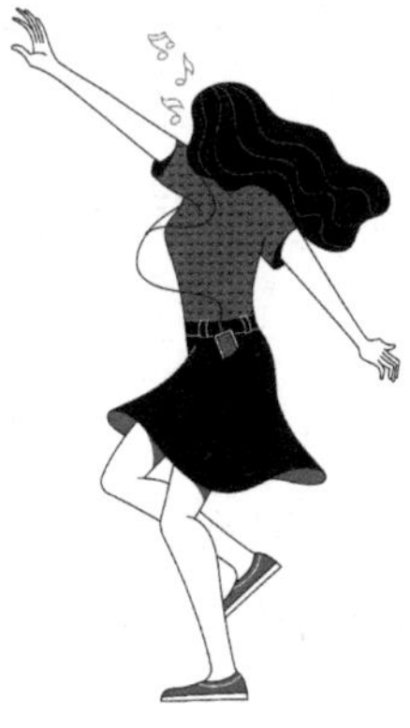

9. Music To My Eyes

Count	48
Wall	2
Level	Improver Waltz.
Choreographer	Derek Steels(USA)& Simon Ward(AUG)2018.Oc.
Music	Lady Gaga&Bradley Cooper (Album: A star is Born OST).

Section1: (1-6) L Twinkle, R Twinkle 1/2 turn R

- **1-3** Step L across R, Rock/ Step R to R side, Recover weight L,
- **4-6** Step R across L, Turn 1/4 right stepping L back (3:00). Turn 1/4 R stepping R to R side(6:00)

왼발-트윈클(1,2,3), 오른발-트윈클 180도 오른쪽 턴(4,5,6)

Section 2: (7-12) Forward L at R Diagonal, Kick R forward, Hold Basic Back.

- **1-3** Step L forward at R diagonal (toward 7:30), Kick R forward. Hold,
- **4-6** Square to 6:00 stepping R back, Step L beside R, Step R together 6.00.

왼발-오른쪽 대각선 앞((1) 7:30, 오른발-킥(2), 홀드(3)
오른발-뒤로 왈츠 배직 스텝 (4,5,6) 6:00

Section 3: (13-18) L Twinkle, Weave R

- **1-3** Step L across R, Rock/Step R to R side, Recover weight,
- **4-6** Step R across L, Step L to L side, Step R behind L 6.00.

왼발-트윈클 (1,2,3), 오른발-오버바인(4,5,6)

Section 4:(19-24) Step L, Drag R, Full turn R

- **1-3** Large step L to L, Drag R towards L for 2 counts 6.00,
- **4-6** Turn ¼ R stepping R forward 9.00, Turn ½ R stepping L back 3.00, Turn ¼ R stepping R to R 6.00.

왼발-길게 왼쪽 옆(1,2), 오른발-왼쪽 옆으로 드래그(3),
오른발-오른쪽으로 360도 턴-오른발, 왼발, 오른발 (4,5,6)

Section 5: (25-30) Fallaway Diamond

- **1-3** Cross L over R, Step R to R side, Turn 1/8 L stepping L back 4:30,
- **4-6** Step R back 4:30, Turn 1/8 L stepping L to L side 3:00, Turn 1/8 L stepping R forward 1:30.

*** Restart on Wall 4, Turn a further 1/8 L to start again to back**

다이몬드 스텝-왼쪽으로 대각선으로 돈다
왼발-크로스(1), 오른발-옆(2), 왼발-왼쪽 45도 뒤(3)4:30
오른발-뒤(4), 왼발-왼쪽 45도 옆(5)3:00, 오른발-왼쪽 45도 앞(6) 1:30

*** 리스타트-4 Wall 후에 1/8 왼쪽으로 회전, (6:00)에서 다시 시작**

Section 6: (31-36) Fallaway Diamond

- **1-3** Step L forward 1:30, Turn 1/8 L stepping R to R side 12:00, Turn 1/8 L stepping L back 10:30,
- **4-6** Step R back 10:30, Turn 1/8 L stepping L beside R 9:00, Step R forward 9:00.

(다이몬드 스텝) 왼발-앞(1), 오른발-45도 왼쪽 옆(2)12:00,
왼발-45도 뒤(3)10:30, 오른발-뒤(4), 왼발-45도 옆(5)9:00, 오른발-앞(6)

Section 7: (37-42) L forward basic, R back basic ½ turn L

- **1-3** Step L forward, Step R beside L, Step L beside R 9.00,
- **4-6** Step R back, Turn ½ left stepping L forward 3.00, Step R forward.

왼발-앞으로 왈츠 배직 스텝(1,2,3),
오른발-뒤(4), (180도 왼쪽으로 회전) 왼발-앞(5), 오른발-앞(6)

Section 8: (43-48) L forward, ¼ turn L with R sweep, R twinkle ½ turn R

- **1-3** Step L forward, Sweep R forward making a slow ¼ turn L for 2 counts 12.00,
- **4-6** Step R across L, Turn ¼ R stepping L back 3.00, Turn ¼ R stepping R to R 6.00.

왼발-앞(1), 오른발-왼쪽 90도 돌며 스윕(2,3)
오른발-오른쪽 180도 트윈클(4,5,6)

2018년 대만 MIT 라인댄스 워크숍에서 사이먼과 함께 추었던 가장 인상 깊었던 곡이다. 이 안무는 사이먼에게 가장 큰 상을 안겨준 곡이기도 하다.

특히 좋아했던 영화 "스타 이즈 본"에서 레이디 가가와 브래드리 쿠퍼의 노래를 너무 감명 깊게 기억하고 있어 더 좋았던 곡이다.

Simple Note

Music to My Eyes,48C, 2W, Level- Improver Waltz, 1 Restart
Music-Music to My Eyes, Cho- Simon Ward

S1	L-Twinkle , R-Twinkle 1/2(right turn) 1,2,3 4,5,6
S2	L-Step, Kick, Hold(7:30) R-Back Basic(6:00). 1, 2, 3, 4,5,6
S3	L-Twinkle, R-Over vine. 1,2,3 4,5,6.
S4	L-Side, R-Drag, R-F.T . 1, 2, 3 4,5,6
S5	L-Cross, Side, Back(4:30), R-Back, Side, Step(1:30). 1, 2, 3, 4, 5, 6 * Restart :on 4 Wall 6:00
S6	L-Step, Side, Back(10:30), R-Back, Side, Step(9:00). 1, 2, 3, 4, 5, 6.
S7	L-Front Basic, R-Back, L- 1/2 Step, Step(3:00). 1,2,3, 4, 5, 6.
S8	L-Step, R-1/4 Sweep(12:00), R-1/2 Twinkle (6:00). 1, 2, 3, 4,5,6

10. Green Green Grass of Home

Count	32
Wall	4
Level	Improver
Choreographer	Ivonne Verhagen(NL)& Daan Greelen(NL). October.2018.
Music	Green Green Grass of Home By Glennis Grace.
No Tag, No Restart	
Start after 16 counts	

Section 1: Step Side, Cross Rock Step, Cha Cha Side, Rock Step, Triple ½ Turn Left

- **1-3** RF step side, LF cross rock over RF, recover on LF,
- **4&5** LF step side, RF close to LF, LF step side.
- **6-7** RF rock back, recover on LF,
- **8&1** 1/4 turn left & RF step side, LF close to RF, 1/4 turn left & RF step back (6h).

오른발-옆(1) 왼발-크로스(2), 오른발- 뒤(3), 왼발-차차차(4&5),
오른발-뒤(6), 왼발-앞(7), 180도 왼쪽 턴 왼발-뒤로 차차차(8&1)(6:00)

Section 2: Rock Step Back, Rock Step, Step Back (Sweep) 3X, Coaster Step

- **2-3** LF rock back, RF recover
- **4&5** LF rock forward, recover on RF, LF step back(RF sweep back)
- **6-7** RF step back (LF sweep back), LF step back(RF sweep back)
- **8&1** RF step back, LF close to RF, RF step forward

> 왼발-뒤(2), 오른발-앞(3), 왼발-맘보 백 스웝(4&5), 오른발-백 스웝(6)
> 왼발-백 스웝 (7), 오른발-코스터 스텝(8&1)

Section 3: Triple Side 2X, ¼ Turn Left 2X, Behind, Side, Cross

- **2&3** LF step in place, RF step in place, LF step side,
- **4&5** RF step in place, LF step in place, RF step side.
- **6-7** 1/4 turn left & LF step side, 1/4 turn left & RF step side,
- **8&1** LF step behind RF, RF step side, LF cross over RF.

> 왼발-(제자리) 차차(2&), 왼발-옆(3), 오른발-(제자리) 차차(4&),
> 오른발-옆(5), 왼발-(90도 왼쪽 턴)-옆(6), 오른발-(왼쪽 90도 턴) 옆(7),
> 왼발-위브(8&1) 12:00

Section 4: Side Rock Step, Sailor ½ Turn Right, Box, Step Side, Close

- **2-3** RF rock side, LF recover,
- **4&5** 1/2 turn right & RF cross behind LF, LF step side, RF cross over LF (6h).

- **6&7** LF step side, RF close to LF, LF step forward,
- **8&** RF step side, LF close to RF.

오른발-옆(2), 왼발-제자리 락(3), 오른발-오른쪽 180도 턴 세일러(4&5), 왼발-옆(6),오른발-붙이고(&),왼발-앞(7), 오른발-옆 (8), 왼발-붙이고(&)

2018년도 작품으로 그 해 회원들이 가장 좋아했던 음악과 안무이다.

Simple Note

G.G.G of Home, 32C, 2W, Improver, G.G.G of Home by Glennis Grace
No Tag, No Restart, Cho-Ivonne Verhagen

S1	R-Side, Cross, Rock, L-(Side)Cha Cha Cha 1, 2, 3, 4&5, R-Back, Rock, R-1/2 (left turn)Cha Cha Cha. 6, 7, 8&1
S2	L-Back, Rock, L-Mambo Back Sweep, 2, 3, 4&5, R-Back Sweep, L-Back Sweep, R-Coaster Step. 6, 7, 8&1
S3	L-Cha Cha, L-Side, R-Cha Cha, R-Side, 2& 3, 4& 5, L-1/4 (left turn) Side, R-1/4 (left turn)Side, L-Weave. 6, 7, 8&1.
S4	R-Side, Rock, R-Sailor 1/2 (right turn), 2, 3, 4&5, L-Side, Together, Front, R-Side, Together. 6&7, 8&.

11. Slowly, Gently, Softly(S.G.S)

Count	32
Wall	2
Level	Intermediate.
Choreographer	Gary O'Reilly (IRE) - April 2017.
Music	Despacito (feat. Justin Bieber) (Remix) - Luis Fonsi & Daddy Yankee.

*16 count intro from the beginning of lyrics, starting on the lyric "are"(노래가 시작한 후 16 카운트 지나고 "Are"에서 시작)

Section 1: Walk Fwd R, L Mambo Fwd, R Coaster Cross, L Side Rock Cross R Side Rock Cross,

- **1** Walk forward on R(1),
- **2&3** Step forward on L(2), recover on R(&), step back on L(3),
- **4&5** Step back on R(4), step L next to R(&), cross R over L(5),
- **6&7** Rock L to L side (6), recover on R(&), cross L over R(7),
- **&8&** Rock R to R side(&), recover on L(8), cross R over L(&).

오른발-앞(1), 왼발-맘보 (2&3), 오른발-코스터 크로스(4&5), 왼발-옆(6), 오른발-제자리(&), 왼발-크로스(7), 오른발-옆(&), 왼발-제자리(8), 오른발-크로스(&)

Section 2: L Side, Close Together, R Side, Close Together, ¼, Close Together, Touch & Heel &

- **1 2&** Step L to L side(1), step R next to L(2), step L in place(&),
- **3 4&** Step R to R side(3), step L next to R(4), step R in place(&),
- **5 6&** ¼ R stepping L to L side(5), step R next to L(6), step L in place(&) [3:00],
- **7&8&** Touch R toe next to L(7), step R next to L &), tap L heel slightly forward(8), step L next to R(&).

왼발-옆(1), 오른발-옆에 붙이고(2), 왼발-제자리 붙이고(&), 오른발도 같은 방법(3, 4&), 오른쪽 90도 턴(3:00) 왼발-같은 방법(5, 6&), 오른발-(왼발 옆)토우(7)&, 왼발-(조금 앞으로) 힐(8)&.

Section 3: R Cross, Back, Side, L Cross, Back, Together, Step Lock, Ball ¼, Ball ¼, Ball ⅜

- **1 2&** Cross R over L(1), step back on L(2), step back on R on slight diagonal(&),
- **3 4&** Cross L over R(3), step back on R(4), step L next to R(&),
- **5 6** Step forward on R (5), lock L behind R (6),

- **&7** Step on ball of R next to L (&), ¼ L stepping forward on L (7) [12:00],
- **&8** Step on ball of R next to L(&), ¼ L stepping forward on L (8) [9:00],
- **&1** Step on ball of R next to L (&),3/8 L stepping forward on L, while sweeping R around from back to front (1) [4:30].

오른발-크로스(1), 왼발-뒤(2), 오른발-대각선 옆(&), 왼발-크로스(3), 오른발-뒤(4), 왼발-붙이고(&), 오른발-앞(5), 왼발-오른발 뒤(6), 오른발-앞(&), 왼발-왼쪽 90도(12:00) 앞(7), 오른발-옆에 붙이고(&), 왼발-90도(9:00)앞(8), 오른발 붙이고(&), 왼발 (4:30)앞, 동시에 오른발 뒤에서 돌려 앞으로(1)

Section 4: Cross Side Back, Behind Side, Fwd Rock &, Rock & Rock &

- **2&3** Cross R over L (2), ⅛ R stepping back on L (&), ⅛ R stepping R to R side (3) [7:30,
- **4&5** Step L behind R (4), ⅛ R stepping R to R side (&), ⅛ R rocking forward on L (5),
- **6&** recover on R (6) [10:30] ⅛ L stepping L next to R (&) [9:00],
- **7&** Rock forward on R (7), recover on L (&) *(Wall 2 "Slowly, Gently, Softly"),
- **8&** ¼ L rocking back on R (8), recover on L (&) [6:00].

오른발-크로스(2), 왼발-오른쪽 45도 뒤(&), 오른발-오른쪽 45도 옆(3) 7:30, 왼발-대각선 뒤(4), 오른발-45도 오른쪽 옆(&), 왼발-오른쪽 45도 앞(5) 10:30, 오른발-뒤(6), 왼발-왼쪽 45도 옆에 붙인다. 10:00.
오른발-락킹체어 왼쪽 90도 (오른발-앞(7), 왼발-뒤(&), 오른발-왼쪽 90도 뒤(8), 왼발-앞(7)6:00

※ During Section 4 of wall 2, counts 7&8& (facing 3:00) slow down slightly with the music. It just takes a little bit of practice. Continue the dance as normal after these 2 counts.

2 Wall에서 Section 4 마지막 스텝, 락킹체어 (7&8&)에서 음악이 천천히 나오면 비트에 맞춰 추면된다.

※ Tag End of Wall 6 facing [12:00]

Push, Recover

- **1-2** Step forward on R while pushing hips forward onto R

6 Wall 후에 Tag (태그)(2박자)- 힙을 위(1), 아래로(2)

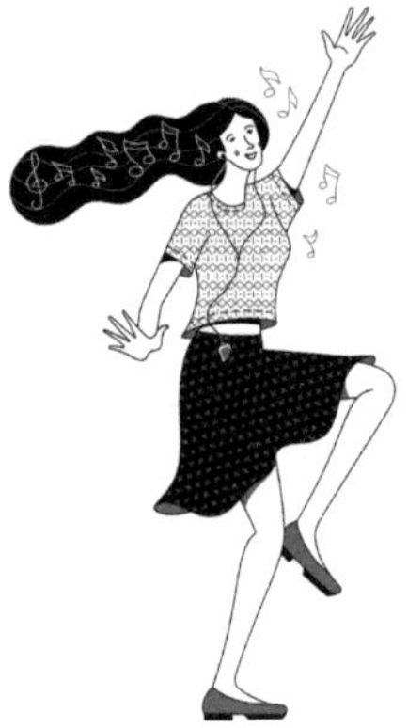

Simple Note

S.G.S, 32C, 2W, Inter. Cho-Gary O'Reilly,
Music-Despacito (feat. Justin Bieber), 1 Tag

S1	R-Step(fwd), L-Mambo(fwd), R-Coaster Cross, 1, 2&3, 4&5, L-Side, Rock, Cross, R-Side, Rock, Cross. 6, &, 7, &, 8, &. (리듬은 모든 섹션이 같은 카운트로 비트가 이루어져 있어 S1도 1, 2&, 3, 4&, 5, 6&, 7&8&, 으로 해야 한다)
S2	L-Side, Cha Cha, R- Side, Cha Cha, 1, 2& , 3, 4&, (1/4 right 3:00)L-Side, Cha Cha, R-Toe& L-Heel& 5, 6&, 7&, 8&,
S3	R-Cross, Back, Back(대각선), L-Cross, Back, Together 1, 2, &, 3, 4, &, R-Step, Lock, Step(3:00), L-Step, Ball(12:00), L-Step(8), Ball(9:00), 5, 6, &, 7, &, 8, &
S4	L-Step R-Sweep(4:30), R-Cross, Side, Back(대각선-7:30), L-Behind, 1, 2, &, 3, 4, Side, L-Step (10:30), R-Back, Together(9:00), R- Rocking 1/4(left) & 5, 6 & 7&8&(6:00)

Tag: 2 Count Hip Rock (Up& Down) After 6 Wall

2017년도 "Despacito"는 세계적으로 크게 히트한 노래로 대중들에게 많이 알려졌다. 음악과 안무가 오랫동안 회원들의 사람을 받았던 곡이다.

12. Mileys Flowers

Count	52
Wall	2
Level	High Beginner
Choreographer	Trude Dalene (NOR) - February 2023
Music	Flowers - Miley Cyrus

(24 Count. 2 Wall Absolute Beginner)

(52 Count. 2 Wall High Beginner)

입문자를 위한 스텝- 24 count, 2 wall
초, 중급자를 위한 스텝-52count, 2 wall

Section 1: Walk, Walk, Shuffle, Walk, Walk Shuffle

- **1-2** Walk Fwd R,L. 12.00
- **3&4** Shuffle Fwd R,L,R 12.00
- **5-6** Walk Fwd L,R 12.00
- **7&8** Shuffle Fwd L,R,L. 12.00

오른발-걷기(1), 왼발-걷기(2), 오른발-샤플(3&4),
왼발- 걷기(5), 오른발- 걷기(6), 왼발-샤플(7&8)

Section 2:Cross Point, Paddle 1/2 Turn Left

- **1-2** Cross R Over L, Point L Out. 12.00
- **3-4** Cross L Over R, Point R Out. 12.00
- **5-6** Step R Fwd, Turn 1/4 Left, Weight Back On Left. 9.00
- **7-8** Step R Fwd, Turn 1/4 Left, Weight Back On Left. 6.00

오른발-왼쪽 대각선(1), 왼발-왼쪽 옆 포인트(2), 왼발-오른쪽 대각선(3), 오른발- 오른쪽 옆 포인트(4), 오른발-앞 90도 왼쪽 턴 두 번 (5,6,7,8)

Section 3: Hip Bumps Right, Left

- **1-2** Bump Hips To Right X 2. 6.00
- **3-4** Bump Hips To Left X 2. 6.00
- **5-6** Bump Hips To R,L. 6.00
- **7-8** Bump Hips To R,L. 6.00

힙 오른쪽 두 번 범핑(1,2), 왼쪽 두 번 범핑(3,4),
힙 범핑 네 번 범핑 (오른쪽, 왼쪽, 오른쪽, 왼쪽-5,6,7,8)

NO TAGS/RESTART (입문자를 위한 24 Count 경우)

Section 4: Continue For Longer Version: (High Beginner) Cross Step Diagonally Left, Right

- **1-2** Cross R Over L, Step L To Side, Moving Diagonally Fwd Left. 6.00
- **3-4** Cross R Over L, Touch L Beside R. 6.00
- **5-6** Cross L Over R, Step R To Side, Moving Diagonally Fwd Right. 6.00

- **7-8** Cross L Over R, Touch R Beside L. 6.00

오른발-왼쪽 대각선 (1), 왼발-왼쪽 옆(2), 오른발-왼쪽 대각선(3),
왼발-오른발 옆에 터치(4)-대각선 앞으로 움직이기
왼발도 오른쪽으로 같은 동작-5,6,7,8

Section 5: Rock Right, Tripple on Place, Rock Left, Tripple on Place

- **1-2** Rock R To Side, Recover. 6.00
- **3&4** Tripple On Place R,L,R. 6.00
- **5-6** Rock L To Side, Recover. 6.00
- **7&8** Tripple On Place, L,R,L. 6.00

오른발-옆(1), 왼발-제자리(2), 오른발-제자리에서 차차차(3&4),
왼발-옆(5), 오른발-제자리(6), 왼발-제자리에서 차차차(7&8).

Section 6: Walk Bak, R,L,R,L. Rock Back R,L, Tripple On Place

- **1-4** Walk Back R,L,R,L 6.00
- **5-6** Rock Back R, Recover. 6.00
- **7&8** Tripple On Place R,L,R. 6.00

뒤로 걷기 4번 (오른발, 왼발, 오른발 왼발-1,2,3,4)
오른발-뒤(5), 왼발-제자리(6), 오른발-제자리에서 차차차(7&8).

- **1-2** Rock Back L, Recover. 6.00
- **3&4** Tripple On Place L,R,L 6.00

왼발-뒤(1), 오른발- 제자리(2), 왼발-제자리에서 차차차(3&4)

Restart After Paddle Turn On Wall 3, Facing 6.00

리스타트-3 Wall에서 16Count 90도 턴, 90도 턴 후 6:00

Simple Note

Mileys Flowers, 52C, 2 W, Cho-Trude Dalene,
Music-Flowers by Miley Cyrus

S1	Walk R, L, R-Shuffle, Walk L, R, L-Shuffle 1, 2, 3&4, 5, 6, 7&8.
S2	R-Cross, L-side Point, L-Cross, R-side Point, R-P 1/4, R- P 1/4 1, 2, 3, 4, 5, 6, 7, 8. * On 3 Wall Restart
S3	Hip Bumping R-R, L-L, R-L-R-L. 1,2, 3,4, 5,6,7,8.
S4	R-Cross, L-Side, R-Cross, L-Touch, L-Same 1, 2, 3, 4, 5,6,7,8(Diagonal move)
S5	R-Samba ChaChaCha, L- Samba ChaChaCha. 1,2, 3&4, 5,6, 7&8.
S6	Back (R, L, R, L,),R- Back Rock, L-Recover, R- ChaChaCha 1, 2, 3, 4, 5, 6, 7&8.
	L-Back Rock, R-Recover, L-ChaChaCha 1 2, 3&4

2023년도 발표 빌보드 13주 1위 곡으로 최근 가장 인기곡이다. Miley Cyrus의 매력적인 음색에 연령과 상관없이 좋아하는 곡이다. 스텝도 어렵지 않아 부담 없이 즐기는 곡으로 소개하려 한다.

13. Everyone Needs a Hero

Count	64
Wall	2
Level	Easy Intermediate
Choreographer	Roy Verdonk (NL), Grace David (KOR) & Jef Camps (BEL) - January 2023
Music	Holding Out for a Hero - Adam Lambe
Intro	16 counts after beat kicks in

Section 1: Scuff, Out-Out, Knee Swivel, Kick-Ball-Cross, Side Rock/Recover

- **1&2** RF scuff forward, RF step out, LF step out
- **3-4** Twist R-knee in, twist R knee out (weight stays on LF)
- **5&6** RF kick in R diagonal, RF close on ball next to LF, LF cross over RF
- **7-8** RF rock side, recover

오른발-스커프(1), 아웃(&), 왼발-아웃(2), 오른발 무릎 인(3), 아웃(4), 오른발-킥,볼,크로스(5&6), 오른발-옆(7), 왼발-제자리(8).

Section 2: Cross, ¼ Back, ½ Leg Swing, Step Forward, ¼ Pivot, Cross Samba

- **1-2** RF cross over LF, ¼ turn R & LF step back 3:00
- **3-4** Swing RF in the air while making ½ turn R on LF, RF step forward 9:00
- **5-6** LF step forward, make ¼ turn R putting weight on RF 12:00
- **7&8** LF cross over RF, RF step side, LF step side (slightly travelling forward)

오른발-왼쪽 대각선(1), 왼발-오른쪽 90도 턴하고 뒤(2), 오른발-오른쪽 180도 돌며 다리를 들고 돌린다(3), 오른발-앞 (4)-9:00, 왼발-앞(5), 90도 오른쪽으로 턴(6)12:00, 왼발-크로스 삼바(7&8).

Section 3: Rock Forward/Recover, ¼ Toe Strut, Rock Forward/Recover, Full Turn Back

- **1-2** RF rock forward, recover on LF
- **3-4** ¼ Turn R & RF step side on toes, RF drop heel down - 3:00
- **5-6** LF rock forward, recover on RF
- 7-8 ½ turn L & LF step forward, ½ turn L & RF step back - 3:00

오른발-앞(1), 왼발-뒤 제자리(2), 90도 오른쪽 오른발-토 스프랏(3,4) 왼발-앞(5), 오른발-뒤 제자리(6), 왼발-왼쪽으로 180도 (7), 180도 (8).

Section 4: Coaster Step, Walk R-L, ¼ Slide, Drag, 1/8 Sailor Step

- **1&2** LF step back, RF close next to LF, LF step forward
- **3-4** RF walk forward, LF walk forward
- **5-6** ¼ turn L & RF big step side, LF drag towards RF 12:00
- **7&8** LF cross behind RF, RF step side, 1/8 turn L & LF step forward 10:30

왼발-코스터 스텝(1&2), 오른발-걷기(3), 왼발-걷기(4), 오른발-왼쪽 90도 옆(5), 왼발-오른발 쪽으로 드래그(6), 왼발-세일러(7&8) 10:30

Section 5: Step Forward, ½ Pivot, ½ Shuffle Back, Walks Back, Coaster Step

- **1-2** RF step forward, make ½ turn L putting weight on LF 4:30
- **3&4** ½ turn L & RF step back, LF close next to RF, RF step back 10:30
- **5-6** LF walk back, RF walk back (optional styling: swivel while walking back)
- **7&8** LF step back, RF close next to LF, LF step forward

오른발-앞(1), 왼쪽 180도 턴 왼발-앞(2), 왼쪽 180도 턴 오른발-뒤로 차차차(3&4), 왼발-뒤(5), 오른발-뒤(6), 왼발-코스터 스텝 (7&8) 4:30

Section 6: Heel Grind, 1/8 Side, Behind-Side-Cross, Slide, Drag, Kick-Ball-Cross

- **1-2** RF step forward on heel, make 1/8 turn on R heel &

LF step side 12:00

- **3&4** RF cross behind LF, LF step side, RF cross over LF
- **5-6** LF large step side, RF drag towards LF
- **7&8** RF kick in R diagonal, RF close on ball next to LF, LF cross over RF

오른발-힐 돌려 12시로(1), 왼발-제자리(2), 오른발-위브(3&4), 왼발-왼쪽 옆으로 길게(5), 오른발-왼쪽 옆으로 드래그(6), 오른발-킥, 볼, 크로스(7&8).

Section 7: 2X ¼ Monterey Turn

- **1-2** RF point side, ¼ turn R & RF close next to LF 3:00
- **3-4** LF point side, LF close next to RF
- **5-6** RF point side, ¼ turn R & RF close next to LF 6:00
- **7-8** LF point side, LF close next to RF

오른발-몬트래이 90도 오른쪽 턴 두 번 1,2,3,4,5,6,7,8.

Section 8: Diagonal Rock/Recover, Behind-Side-Cross, Diagonal Rock/Recover, Coaster Step

- **1-2** RF rock in R diagonal, recover on LF
- **3&4** RF cross behind LF, LF step side, RF cross over LF
- **5-6** LF rock in L diagonal, recover on RF
- **7&8** LF step back, RF close next to LF, LF step forward

오른발(대각선)-앞, 왼발-뒤 제자리(2), 오른발-위브(3&4), 왼발(대각선)-앞(5), 오른발-뒤 제자리(6), 왼발-위브(7&8)

EXTRA'S

Tags: After wall 2 (8c–12:00), wall 3 (only first 4c–6:00) and wall 4 (only first 4c–12:00)

- **1–2** RF step forward, make ½ turn L putting weight on LF
- **3–4** RF step forward, make ½ turn L putting weight on LF
- **5–6** RF step diagonally R forward, LF step diagonally L forward
- **7–8** RF step back into center, LF close next to RF

Tag(태그)
(1) 2Wall 후 8카운트
오른발-피벗 180도 두 번 (1,2,3,4), 위로 아웃, 아웃, 아래로 인, 인(5,6,7,8)
(2) 3Wall, 4Wall 후 4 카운트
오른발- 피벗 180도 두 번 (1,2,3,4)

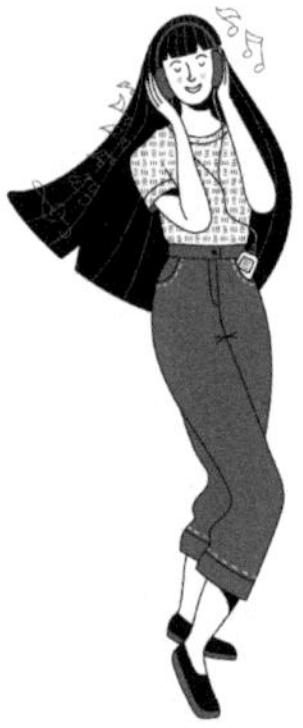

Simple Note

Everyone needs a Hero, 64C, 2W, Level-Inter,
Cho-Roy Verdonk & Grace David, 3 Tag
Music-Holding out for a Hero By Adam Lambert

S1	R-Scuff Out-Out, R-Knee in-out, R-K,B,Cross, R-Side, Rock 1 & 2, 3, 4, 5&6, 7, 8
S2	R-Cross, L-1/4 Back, R-1/2 Swing, R-Step(9:00), L-P1/4, L-Cross 1, 2, 3, 4, 5, 6, Samba(7&8)
S3	R-Front, Rock, R-1/4 Toe Strut, L-Front, Rock, L-F.T 1, 2, 3, 4, 5, 6, 7, 8
S4	L-Coaster Step, Walk R-L, 1/4(left) R-Big Side, L-Drag 1&2, 3, 4, 5, 6, L-Sailor Step(45도-10:30)7&8.
S5	R-P.1/2, L-1/2 Shuffle Back, L-Back, R-Back, L-Coaster Step 1,2, 3&4, 5, 6, 7&8.
S6	R-Heel Grind 1/8(right-12:00), L-Side, R-Weave, L-Big Side, 1, 2, 3&4, 5, R-Drag(6),R-K,B,Cross(7&8)
S7	R-Monterey 1/4, 1/4 1,2,3,4,5,6,7,8.
S8	R-(dia) Front, Rock, Weave, L-(dia)Front, Rock, Weave 1, 2, 3&4, 5, 6, 7&8 *Tag (1)- 2 Wall (8C) R-P.1/2, P.1/2, R-Out, Out, In, In *Tag (2)- 3 Wall, 4 Wall (4C) R-P.1/2, P.1/2

14. Here I am Honey

Count	32
Wall	4
Level	Beginner
Choreo	Jose' Miguel Belloque Vane(NL), Roy Verdonk(NL) & Jef Camps (BEL) (February 2023)
Music	Cry to Me-Kurt Davies
Intro	16counts(16박자 후 시작)

Section 1: Side Rock, Recover, Cross, Sweep, Weave 1/4 Turn

- **1-2** RF rock side, recover on LF
- **3-4** RF cross over LF, LF sweep forward
- **5-6** LF cross over RF, RF step side,
- **7-8** LF cross behind, 1/4 turn R&RF forward 3:00

오른발-옆(1), 왼발-제자리(2), 오른발-왼쪽으로 대각선(3), 왼발-오른쪽으로 스윕(4), 왼발-오른쪽으로 대각선(5), 오른발-옆(6), 왼발-오른쪽 대각선 뒤(7), 오른발-90도 오른쪽 방향 앞(8) 3:00

Section 2: Mambo Forward, Hold, Coaster Step, Hold

- **1-2** LF rock forward, recover on RF
- **3-4** LF step back, hold
- **5-6** RF step back, LF close next to RF
- **7-8** RF step forward, hold

> 왼발-앞(1), 오른발-뒤 제자리(2), 왼발-뒤(3), 홀드(4),
> 오른발-뒤(5), 왼발-오른발 옆(6), 오른발-앞(7), 홀드(8).

Section 3: Mambo 1/2 Turn, Brush, Walks Forward (R-L-R), Hitch

- **1-2** LF rock forward, recover on RF
- **3-4** 1/2 turn L&LF step forward, RF brush next to L& forward
- **5-6** RF walk forward, LF walk forward
- **7-8** RF walk forward, hitch L-knee 9:00

> 왼발-앞(1), 오른발-뒤 제자리(2), 1/2 (왼쪽) 턴 왼발-앞(3),
> 오른발-브러쉬(4), 오른발-걷기(5), 왼발-걷기(6), 오른발-걷기(7), 왼발-히치(8)

Section 4: Walks Back (L-R-L), Point, Rolling Vine, Cross

- **1-2** LF walk back, RF walk back,
- **3-4** LF walk back, RF point toes to R side
- **5-6** 1/4 turn R& RF step forward, 1/2 turn R&LF step back 6:00
- **7-8** 1/4 turn R& RF step side, LF cross over RF 9;00

Easy option(counts5-8)for less experience beginners

RF step side(5), LF cross behind RF(6), RF step side(7), LF cross over RF(8)

왼발-뒤(1), 오른발-뒤(2), 왼발-뒤(3), 오른발-왼쪽 옆 포인트(4), 오른발-오른쪽으로 360도-1/4(5), 1/2(6), 1/4(7), 왼발-오른쪽 대각선 앞(8)
* 입문자를 위한 팁-롤링 바인 360도 턴 대신 바인 크로스로 한다.

Simple Note

Here I am Honey, 32C, 4W, Level-Beginner, No Tag, No Restart, Choreo-Jose' Miguel Belloque Vane(NL), Roy Verdonk(NL)& Jef Camps (BEL). Music-Cry to Me-Kurt Davies

S1	R-Side, L-Rock R-Cross, L-Sweep, L-Over vine, R-1/4 Step 3:00 1, 2, 3, 4, 5, 6, 7, 8
S2	L-Mambo, Hold, R-Coaster Step, Hol. 1, 2, 3, 4, 5, 6, 7, 8
S3	L-Mambo1/2, R-Brush, Walks R-L-R, L-Hitch. 1, 2, 3, 4, 5,6,7 8.
S4	L-Back L-R-L, R-Side Point, R-Rolling Vine, L-Cross. 1, 2, 3, 4, 5, 6, 7, 8. *Option: Rolling Vine Cross -Vine Cross

15. Gypsy Queen

Count	32
Wall	4
Level	Improver
Choreographer	Hazel Pace (Uk)-May. 2016
Music	Gypsy Queen-Chris Norman(iTunes)
intro	Start on Vocals. (No Tags or Restarts).

[1-8] Left Rhumba Box Forward, Side Together Side, Behind Side Cross.

- **1&2 Step** left to left side, right beside left, forward on left.
- **3&4 Step** right to right side, left beside right, back on right.
- **5&6 Step** left to left side, right beside left, left to left side.
- **7&8 Step** right behind left, left to left side, cross right over left.

왼발-옆(1),오른발-왼발 옆에 붙인다(&), 왼발-앞(2), 오른발-옆(3), 왼발-오른발 옆에 붙인다(&), 오른발-뒤(4), 왼발-옆(5), 오른발-왼발 옆에 붙인다(&), 왼발-옆(6), 왼발-위브(7&8)

[9-16] Left Side Tap Side, Behind Side, Left Crossing Shuffle, Side Together Back, Side Together.

- **1&2 Step** left to left side, tap right beside left, step right to right side.
- **3& Step** left behind right, right to right side.
- **4&5 Cross** left over right, right to right side, cross left over right.
- **6&7 Step** right to right side, left beside right, back on right.
- **8& Step** left to left side, right beside left.

왼발-옆(1), 오른발-왼발 옆에 탭(&), 오른발-옆(2), 왼발-대각선 뒤(3), 오른발-옆(&), 왼발-오른쪽 대각선 샤플(4&5), 오른발-옆(6), 왼발-오른발 옆에 붙인다(&), 오른발-뒤(7), 왼발-옆(8), 오른발 왼발 옆에 붙인다(&).

[17-24] Step 1/4 Left, Touch 1/4 Paddle Left X 2, Step, Touch 1/4 Paddle Right X 2, Left Shuffle.

- **1Step** left forward making 1/4 turn left. (9.00).
- **2&3& Touch** right toe forward, make 1/4 turn left, touch right toe forward, make 1/4 turn left. (3.00).
- **4 Step** forward on right.
- **5&6& Touch** left toe forward, make 1/4 turn right, touch left toe forward, make 1/4 turn right. (9.00).
- **7&8 Step** forward on left, right beside left, forward on left. (9.00).

왼발-왼쪽 90도(9:00) 앞(1), 오른발-볼을 누르고 왼쪽 90도(2&), 왼쪽 90도(3&)턴 3:00, 오른발-앞(4), 왼발-볼을 누르고 오른쪽 90도(5&), 오른쪽 90도(6&) 턴 9:00, 왼발-앞으로 샤플(7&8).

[25-32] Right Mambo 1/2 Turn Right, Triple 1/2 Right, Right Coaster, Step Touch Back.

- **1&2 Rock** forward onto right, recover on left, make 1/2 turn right stepping forward on right. (3.00).
- **3&4 Moving** back triple 1/2 turn right on left, right, left. (9.00).
- **5&6 Step** back on right, left beside right, forward on right.
- **7&8 Step** forward on left, touch right behind left, step back on right.

오른발-맘보 180도 오른쪽 턴(1&2), 왼발-오른쪽 180도 턴 샤플(3&4), 오른발-코스터 스텝(5&6), 왼발-앞(7), 오른발-왼발 뒤 터치(&), 왼발-뒤(8)

Ending: Count 32 - 1/4 turn right stomping right forward.

마지막-마지막 박자 32 오른발을 오른쪽으로 90도(12시) 턴해서 앞에 두며 마무리 한다.

Simple Note

Gypsy Queen, 32c, 4W, Level-Improve, No Tag, No Restart, Cho-Hazel Pace, Music-Gypsy Queen By Chris Norman

S1	L-Rumba Box, L-Side, Together, Side, R-Weave 1&2, 3&4, 5&6, 7&8.
S2	L-Side, R-Touch, R-Side, L-Behind, Side, L-Cross Shuffle, 1, &, 2, 3 &, 4&5, R-Side, Together, Back, L-Side, Together. 6 & 7, 8 &.
S3	L-(left 1/4-9:00)Step, R-Peddle left turn 1/4. 1/4, (3:00), Step. 1, 2&, 3&, 4, L-Peddle right turn 1/4, 1/4, L-Shuffle (9:00). 5&, 6&, 7&8.
S4	R-Mambo 1/2 turn, L-1/2 Shuffle Back, R-Coaster Step, 1&2, 3&4, 5&6, L-Step, R-Back Touch, R- Back, 7 &, 8.

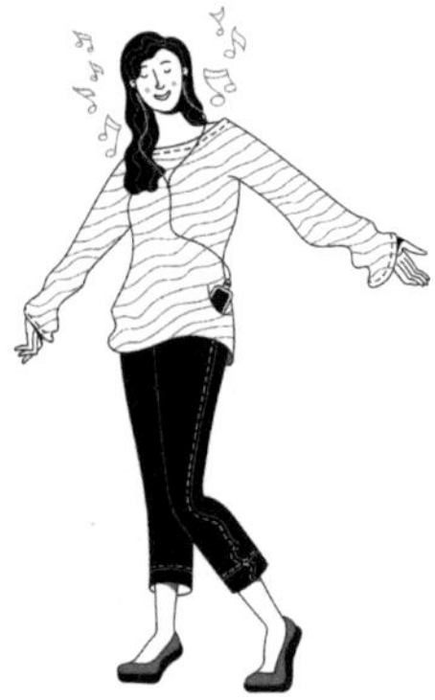

16. Cry To Me

Count	32
Wall	2
Level	Improver
Choreographer	Paul McAdam(UK)
Music	Cry to Me-Solomon Burke

Section1: Back, Rock, Right Shuffle, Step Pivot ½, Turn ½ Shuffle

- **1-2-3 Step** left to side, rock right back, recover to left
- **4&5 Shuffle** forward right, left, right
- **6-7 Step** left forward, turn ½ right (weight to right)
- **8&1 Turn** ¼ right and step left to side, step right together, turn ¼ right and step left back

왼발-옆91), 오른발-뒤(2), 왼발-제자리(3), 오른발-옆 샤플(4&5),
왼발-피벗 180도 턴(6,7), 왼발-180도 오른쪽 돌며 샤플(8&1).

Section2: ¼ Side, Cross, Side, Rock, Cross, Rock Diagonal, Behind, Side, Cross

- **2-3 Turn** ¼ right and step right to side, cross left over right

- **4&5 Rock** right to side, recover onto left, cross right over left
- **6-7 Rock** left diagonally forward, recover onto right
- **8&1 Cross** left behind right, step right to side, cross left over right

오른발-오른쪽 90도(3:00) 옆(2), 왼발-오른쪽 대각선(3), 오른발-옆(4),왼발-제자리(&), 오른발-왼쪽 대각선(5), 왼발-왼쪽 대각선(6), 오른발-제자리(7), 왼발-위브(8&1)

Section3: Rock Diagonal, Behind Turn ¼, Mambo Turn ½, Right Shuffle

- **2-3 Rock** right diagonally forward, recover onto left
- **4&5 Cross** right behind left, turn ¼ left and step left forward, step right forward
- **6&7 Rock** left forward, recover onto right, turn ½ left and step left forward
- **8&1 Shuffle** forward right, left, right

오른발-오른쪽 대각선(2), 왼발-제자리(3), 오른발-위브 왼쪽 90도 턴(4&5), 왼발-맘보 180도 턴(6&7), 오른발-샤플(8&1).

Section4: 2 Walks Forward, Rock & Side, Together, Together Side Twice

- **2-3 Step** left forward, step right forward

- **4&5 Cross/rock** left over right, recover onto right, step left to side
- **6&7 Step** right together, step left in place, step right to side
- **8& Step** left together, step right in place

왼발-걷기(2), 오른발-걷기(3), 왼발-오른쪽 대각선(4), 오른발-제자리(&), 왼발-옆(5), 오른발-옆 샤플(6&7), 왼발-옆(8), 오른발-왼발 옆에 붙인다(&).

REPEAT (계속)

Simple Note

Cry to me, 32C, 2W, Lever-Improver, Cho-Paul McAdam, Music-Cry to me By Solomon Burke.

S1	L-Side, Back, Rock, R-(fwd) Shuffle, L-P.H.T, L-(H.T) Shuffle Back 1, 2, 3, 4&5, 6,7, 8&1.
S2	R-(Q.T 3:00) Side, Cross, R-Side, Rock, Cross, L-(dia)Side, Rock 2, 3, 4&5, 6, 7, L-Weave (8&1)
S3	R-(dia) Side, Rock, R-(left 90) Weave, L-Mambo H.T, 2, 3, 4&5, 6&7, R-(H.T) Shuffle(8&1).
S4	L-Walk, Walk, L-Cross, Rock, Side, R-Side Shuffle, 2, 3, 4&5, 6&7, L-Side, Together(8&).

17. Windy City Waltz

Count	96
Wall	2
Level	High Intermediate
Choreographer	Simon Ward(Aus), Ria Vos(NL),& Darren Bailey (UK)-October 2012.
Music	I Love You-Faith Hill
Notes	Restart on wall 4, Bridge on wall 7. Dance starts 48 counts into track, approx 17secs
1st Place	2012 Windy City Linedancemania Instructors Choreography Competition

S1: Left forward basic ½ turn L, Right back basic ½ turn L

- **1-3 Large** step left forward, Step in place right, left while making a ½ turn left 6.00 [1-6]
- **4-6 Large** step right back, Step in place left, right while making a ½ turn left 12.00

Section 1 왼발-앞(1), 오른발-1/2 뒤(2), 왼발-오른발 옆에 붙인다(3), 오른발-앞(4), 왼발-1/2 뒤(5), 오른발-왼발 옆에 붙인다(6).

S2: Rock L fwd, hold, hold, Rock R back, hold, hold [7-12]

- **1-3 Rock/step** left forward, Hold, Hold
- **4-6 Recover** weight back on right (open right shoulder and turn body slightly right), Hold, Hold 12.00

Section2 왼발-앞(1), 홀드(2,3), 오른발 뒤-(4), 홀드(5,6)

S3: ¼ L sweeping R, R twinkle [13-18]

- **1-3 Step** left forward making a ¼ turn left, Sweep right counter/clockwise for 2 counts 9.00
- **4-6 Cross/step** right over left, Rock/step left to left side, Recover weight onto right (twinkle styling)

Section3 왼발-앞(1), 오른발-왼쪽 1/4 스웝(2,3), 오른발-트윈클 (4,5,6) 9:00

S4: L Twinkle, Cross weave left [19-24]

- **1-3 Cross/step** left over right, Rock/step right to right side, Recover weight onto left (twinkle styling)
- **4-6 Cross/step** right over left, Step left to left side, Step right behind left 9.00

Section4 왼발-트윈클(1,2,3), 오른발-오버바인(4,5,6) 9:00

S5: Step L side, Drag R, Step R side, Drag L [25-30]

- **1-3 Step** left to left side, Drag right towards left for 2 counts

- **4-6 Step** right to right side, Drag left towards right for 2 counts 9.00

Section5 왼발-왼쪽 옆(1), 오른발-왼발 옆으로 드래그(2,3,),
오른발-오른쪽 옆(4), 왼발-오른발 옆으로 드래그(5,6)

S6: Step on L turning ¾ turn L, Raise knee & Hold, Rock R fwd, Hold, Hold [31-36]

- **1-3 Step** left to left side turning ¼ turn left, Make a further ½ turn left raising right knee, Hold 12.00
- **4-6 Rock/step** right forward, Hold, Hold

Section6 왼발-왼쪽 1/4 앞(1)6:00, 오른발-스윕 1/2 (2,3) 12:00
오른발-앞 (4), 홀드(5,6)

S7: Rock L back sweeping right, Back R twinkle [37-42]

- **1-3 Recover** weight back on left sweeping right clockwise for 2 counts and behind left 12.00
- **4-6 Step** right behind left, Rock/step left to left side, Recover weight onto right (twinkle style travelling back) 12.00

Section7: 왼발-뒤(1), 오른발-뒤로 스윕(2,3), 오른발-뒤로 트윈클(4,5,6)

S8: Back L twinkle, Step R back dragging L [43-48]

- **1-3 Step** left behind right, Rock/step right to right side, Recover weight onto left (twinkle style travelling back)

- **4-6 Step** right back dragging left towards right for 2 counts (open right shoulder and turn body slightly right) 12.00

Restart on Wall 4 here

Section8 왼발-뒤로 트윈클(1,2,3), 오른발-뒤에(4), 왼발-뒤로 드래그(5,6)

S9: Step L fwd dragging R, Step R fwd dragging L [49-54]

- **1-3 Stride/step** left forward dragging right towards left for 2 counts(large step forward)
- **4-6 Stride/step** right forward dragging left towards right for 2 counts (large step forward) 12.00

Section9 왼발-앞(1), 오른발-앞으로 드래그(2,3), 오른발-앞(4), 왼발-앞으로 드래그(5.6)

S10: Step L fwd dragging R, Cross/rock R, Recover L, Step R [55-60]

- **1-3 Stride/step** left forward dragging right towards left for 2 counts (large step forward)
- **4-6 Cross/rock** right over left, Recover weight back on left, Step right slightly to right side 12.00

Section10 왼발-앞(1), 오른발-앞으로 드래그(2,3), 오른발-왼쪽 대각선(4), 왼발-뒤 제자리(5), 오른발-옆(6).

S11: Cross/step L, Spiral turn R, Rock R to R, Hold, Hold [61-66]

- **1-3 Cross/step** left over right, Spiral full turn right on left for 2 counts 12.00

- **4-6 Rock/step** right to right side, Hold, Hold 12.00

Section11 왼발-오른쪽 대각선(1), 오른쪽으로 360도 턴(2,3), 오른발-옆(4) 홀드(5,6)

S12: ½ turn L sweeping R, R twinkle fwd [67-72]

- **1-3 Recover** weight onto left turning ¼ turn left, Sweep right counter-clockwise making a¼ turn left 6.00
- **4-6 Cross/step** right over left, Rock/step left to left side, Recover weight onto right (twinkle style travelling forward)

Section12 왼발-1/2 왼쪽(1), 오른발-스윕(2,3), 오른발-트윈클(4,5,6) 6:00

S13: Cross/step L sweeping right, R twinkle fwd [73-78]

- **1-3 Cross/step** left over right and slightly forward, Sweep right counter-clockwise for 2 counts 6.00
- **4-6 Cross/step** right over left, Rock/step left to left side, Recover weight onto right (twinkle style travelling forward)

Section13 왼발-오른쪽 대각선(1), 오른발-앞으로 스윕(2,3), 오른발-트윈클(4,5,6)

S14: Cross/step L sweeping R, Cross/step R, Raise L knee into position 4, Hold [79-84]

- **1-3 Cross/step** left over right and slightly forward, Sweep right counter-clockwise for 2 counts 6.00

- **4-6 Cross/step** right over left and slightly forward, Raise & bend left knee into position 4 next to right, Hold

Section14 왼발-오른쪽 대각선(1), 오른발-앞으로 스윕(2,3), 오른발-왼쪽 대각선(4), 왼발-무릎 구부려서 올린다(히치) 4,6.

S15: L twinkle ¼ turn L, Cross/rock R, Hold, Hold

- **1-3 Cross/step** left slightly over right, Step onto right making a ¼ turn left, Step left to left side 3.00
- **4-6 Cross/rock** right over left, Hold, Hold 3.00 [85-90]

Section15 왼발-1/4 왼쪽 트윈클(1,2,3) 3:00, 오른발-왼쪽 대각선 (4), 홀드(5,6)

S16: Rock L back sweeping right back into ¼ turn R, Rock R back, Hold, Hold [91-96]

- **1-3 Recover** weight onto left sweeping right back into ¼ turn right for 2 counts 6.00
- **4-6 Rock/step** right back, Hold, Hold (open right shoulder up and turn body slightly right) 6.00

Section16 왼발-뒤(1), 오른발 1/4 오른쪽 스윕(2,3,) 6:00, 오른발-뒤(4) 홀드 (5,6).

RESTART

Restart Notes: You will restart on the 4th Wall after count 48, facing back wall.

리스타트 4Wall에서 48 Count 후 6시에서 리스타트

Bridge Notes

On Wall 7 you will modify the dance to perform the bridge, this happens after count 36:

- **34-36 Rock/step** right forward, Hold, Hold (facing back wall)
  Then proceed with the bridge (hit the breaks of the music):
- **37-39(Bridge 1-3) Recover** weight back on left, make 1/2 turn right & step right forward, step left forward
- **40-42(Bridge 4-6) Point** right toe to right, Hold, Hold
- **43-45(Bridge 7-9) Hold, Stretch** right arm forward, Stretch left arm forward
- **46-48(Bridge 10-12) Pull** arms towards body slowly taking weight onto right
- Continue dance from count 49 (Stride steps forward)

브리지 7Wall 36count 오른발 앞(1), 홀드(2,3)에서 12 Count 브리지
1) 왼발-뒤(1), 오른발-오른쪽 1/2 앞(2), 왼발-앞(3), 오른발-오른쪽 옆 포인트(4), 홀드(5,6)
2) 홀드(1), 오른팔 앞으로(2), 왼팔 앞으로(3), 두 팔 가슴 안으로 (4,5,6)
Section 9 (49 Count)로 연결해서 댄스를 이어간다.

Styling Tips

- It might help using a 1&a2&a rolling count to assist with

the timing

- Really step out the first 6 counts, use the last count of the dance to prep and push off into the beginning
- Use your arms, feels great
- Emphasize all the drags
- Travel on the twinkles
- Big strides fwd on counts 49-57
- Let your body naturally turn while dancing
- Hit the breaks of the music in the bridge
- Turn to the front wall on count 13 to end the dance

- 팔을 사용하면 느낌을 잘 살릴 수 있다.
- 모든 드래그가 많이 강조된다.
- 트윈클 스텝을 좌우 대각선으로 몸이 움직이도록 한다.
- 49Count에서 57 Count 앞으로 스텝을 길게
- 춤을 출 때 몸이 자연스럽게 턴이 되도록 한다.
- 브리지에서 음악의 흐름을 느끼고 한다.
- 댄스 마지막은 13Count에서 12시 방향 앞으로 해서 스텝을 마무리 한다.

Contacts

Simon Ward Australia, bellychops@hotmail.com

Ria Vos Netherlands , dansenbijria@gmail.com

Darren Bailey, UK Dazzadance@hotmail.com

Last Revision - 12th October 2012

Simple Note

Windy City Waltz, 96 C, 2 W, Level-High Intermediate,
Cho-Simon Ward, Derren, Ria vos, Music-I love You by Faith Hill

S1 (24C)	L-Basic H.T / R-Basic H.T/ L- Step, Hold/ R-Back, Hold 1, 2, 3, 4, L-Step, R-Sweep/ R-Twinkle/ L-Twinkle/ R-Over Vine. 5, 6, 7, 8
S2 (24C)	L-Side, R-Drag/ R-Side, L-Drag/ L-Q.T(6:00), R-H.T Drag 1, 2, 3, (hitch) R-Step, Hold (4)/ * (7 Wall Bridge, 12C) (L-Step, R-Back, L-H.T/ R-Side Point, Hold/ 오른팔 앞으로, 왼팔 앞으로/ 두 팔 가슴 안으로) L-Back, R-Sweep/ R-Back Twinkle, 5, 6 L-Back Twinkle/ R-Back, L-Drag/ * Restart (4 Wall-6:00) 7, 8
S3 (24C)	L-Step, R-Drag/ R-Step-L-Drag/ L-Step, R-Drag/ 1, 2, 3, R-Twinkle, L-Cross spiral F.T/ R-Side Hold/ 4, 5, 6, L-H.T(left turn) R-Sweep/ R-Twinkle 7, 8.
S4 (24)	L-Cross, R-Sweep/ R-Twinkle/ L-Cross, R-Sweep 1, 2, 3, R-Cross, L-Hitch Hold/ L-Twinkle Q,T(3:00)/R-Cross Hold/ 4, 5, 6, L-Back, R- Sweep Q.T(6:00)/ R-Back, Hold 7, 8 * 마지막 스텝 오른발 뒤에 둘 때 어깨를 살짝 들고 몸을 오른쪽으로 돌린다

18. All of Me

Count	3
Wall	2
Level	Intermediate NC 2S
Choreographer	Simon Ward (AUS)-January 2014
Music	All of Me-John Legend
Intro	Dance begins approx 8 secs into song on vocals

8박자에 댄스 시작

S1: R basic, L basic, R fwd diagonal, L fwd, ½ turn L, L back, Recover, ¼ R [1-8&]

- **1-2&Large** step right to right dragging left towards, Rock/step left behind right, Recover and slightly cross/step right over left (12.00)
- **3-4&Large** step left to left dragging right towards, Rock/step right behind left, Recover and slightly cross/step left over right (12.00)

- **5-6& Step** right forward to right diagonal (1.30) pulling right shoulder back to prep for styling, Step left forward, Turn a ½ turn left stepping right back (7.30)
- **7-8& Rock/step** left back, Recover onto right turning 1/8 turn right (9.00), Turn a further ¼ turn right stepping back on left (12.00)

Section 1 오른발-(NC Basic) 오른쪽으로 길게 옆(1), 왼발-대각선 뒤(2), 오른발-왼쪽 대각선 앞(&), 왼발-(NC Basic) 왼쪽도 나이트 클럽 기본 스텝 (3, 4&), 오른발- 대각선(1:30) 앞(5), 왼발- 앞에(6), 오른발-왼쪽 1/2 방향(7:30) 뒤(&), 왼발- 뒤(7), 오른발-1/8 (9:00) 앞(8), 왼발-1/4 오른쪽(12:00) 뒤(&).

S2: ¼ R with R basic, Rock L, Recover, Cross L, ¼ L, L back, R fwd, ½ R, R back sweep, L behind, R side [9-16&]

- **1-2& Turn** a further ¼ turn right & step right to right side (3.00), Rock/step left behind right, Recover and slightly cross/step right over left
- **3&4& Rock/step** left to left side, Recover weight onto right, Cross/step left over right, Step right to right turning ¼ turn left (12.00)
- **5-6& Rock/step** left back, Step right slightly forward, Turn a ½ turn right and step left back (6.00)
- **7-8& Step** right back sweeping left back, Step left behind right, Step right to right turning 1/8 right (7.30)

Section 2 오른발-오른쪽 1/4(3:00) NC Basic(1,2&), 왼발-옆(3), 오른발-옆 제자리(&), 왼발-대각선 앞(4), 오른발-왼쪽1/4(12:00) 뒤(&), 왼발-뒤(5), 오른발-제자리(6), 왼발-오른쪽 1/2 (6:00) 뒤(&), 오른발-뒤& 왼발-스윕(7), 왼발-왼쪽 대각선 뒤(8), 오른발-(살짝 오른쪽 대각선으로 7:30) 옆(&).

S3: Lunge L, R back, L back ½ turn R, Complete turn & hitch, Cross L, ½ L, Cross R, Recover, 1 ¼ turn R [17-24&]

- **1-2& Lunge** left fwd (7.30), Step right slightly back, Step left slightly back starting to make a ½ turn right (1.30)
- **3-4 Complete** ½ turn right stepping onto right hitching left knee (1.30), Cross/step left over right to (3.00)
- **5&6 Make** a ¼ turn left stepping back on right (12.00), Make a further ¼ turn left stepping left to left side (9.00), Cross/rock right over left
- **7&8& Recover** weight back onto left, Make a ¼ turn right stepping right forward (12.00), Make a further ½ turn right stepping back on left (6.00), Turn a further ½ turn right stepping forward on right (12.00)

Section 3 왼발-길게 앞(1), 오른발-뒤(2), 왼발-뒤(&), 오른발-오른쪽 1/2(1:30) 앞&왼발-히치 (3), 왼발-오른쪽 대각선(9:00) 앞(4), 오른발-왼쪽으로1/4 (12:00) 뒤(5), 왼발-왼쪽으로 1/4(9:00) 옆(&), 오른발-대각선(6), 왼발-뒤(7), 오른발-오른쪽 1/4(12:00) 앞(&), 왼발-오른쪽으로 1/2(6:00) 뒤(8), 오른발-오른쪽 1/2(12:00) 앞(&).

S4: ½ R with sweep, R back, L back, Rock R, Recover L, Walk R,L, R fwd pivot ½ L, R fwd, ½ turn R [25-32&]

- **1-2 Make** a further ½ turn right stepping back on left sweeping right back (6.00), Step right back and directly behind left roll left shoulder back for styling
- **3-4& Step** left back and directly behind right, roll right shoulder back for styling, Rock/step right back, Recover weight forward on left
- **5-6 Walk** forward right, left
- **7&8& Step** right forward, Pivot ½ turn left taking

Section 4: 왼발-오른쪽 1/2 (6:00) 뒤& 오른발-스윕(1), 오른발-뒤(2), 왼발-뒤(3)*어깨를 살짝 뒤틀면서, 오른발-뒤(4), 왼발-앞 제자리(&), 오른발-걷기(5), 왼발-걷기(6), 오른발-앞(7), 왼발-왼쪽1/2 (12:00) 앞(&), 오른발-앞(8), 왼발-오른쪽 1/2 (6:00) 뒤(&),

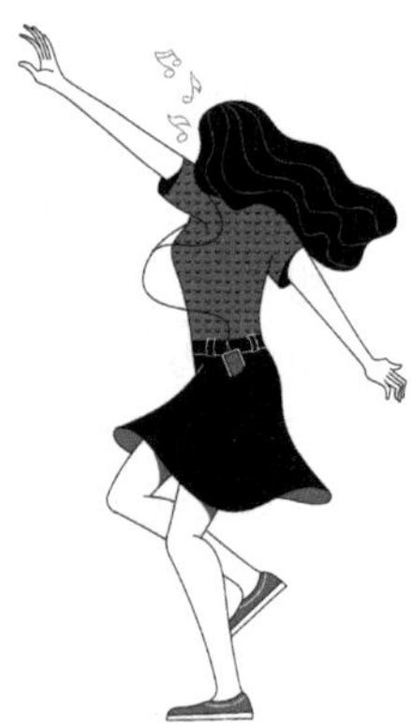

Simple Note

All of Me, 32 C, 2 W, Level-Intermediate NC, Cho.-Simon Ward, Music-All of me by John Legend

S1	R-Basic NC/ L- Basic NC/ (1, 2&), (3, 4&) R-(dia 1:30) Big Step, L-Step, R-1/2 (left 7:30)Back/ (5, 6&) L-Back, R-Rock, L-1/4(right 12:00)Back (7, 8&)
S2	R-1/4(right 3:00) Basic NC/ L- Side, Rock, Cross, R-1/4(left) Back (1, 2&), (3&4&), 12:00 L-Back, Rock, L-1/2(right) Back, R-Back&L-Sweep, L-Behind, Side. (5, 6&), (7, 8&) 7:30
S3	L-Lunge, Back, Back/ R-1/2(right) Step&L-Hitch, L- Cross, (1, 2&), (3, 4) 3:00 R-(left) Reverse 1/4. 1/4, Cross/ L-Rock, R-1/4(left), L-(left) F.T (5&6), (7&8&) 12:00
S4	L-1/2(right) Back&R-Sweep, R-Back, L- Back, R-Back, Rock 1, 2, 3, 4& R-Walk, L-Walk, R-P.1/2, R-Step, L-1/2(right) Back 5, 6, 7&8&

19. Can't Take My Eyes off You

Count	32
Wall	4
Level	Improver
Choreographer	Sally Hung (TW)-February 2017.
Music	Can't take my eyes off you-Boys Town Gang
Sequence Of Dance	Tag after finishing Wall 5, facing 9:00 Tag after finishing Wall 10, facing 6:00 **5Wall(9:00), 10Wall(6:00)후에 Tag**
Intro	48 counts after heavy beats **48Count 후 시작**

Tag(4 counts) Rocking Chair

- **1,2,3,4Cross** rock R over L, recover onto L, rock R back, recover onto L

Tag-락킹체어 (4Count)

S1: Cross Rock, Recover, Shuffle ½ Urn R, Cross Rock, Recover, Shuffle ½ Turn L

- **1,2,3&4 Cross** rock R over L, recover onto L, shuffle ½ turn R stepping RLR

- **5,6,7&8 Cross** rock L over R, recover onto R, shuffle ½ turn L stepping LRL

오른발-대각선 앞(1), 왼발-뒤 제자리(2), 오른발-오른쪽 1/2 샤플 (3&4), 왼발-대각선 앞(5), 오른발-뒤 제자리(6), 왼발-왼쪽 1/2 샤플(7&8)

S2: Cross, Side, Behind, Side, Cross, Side, ¼ Turn R, Fwd Shuffle

- **1,2,3 &4 Cross** R over L, step L to L side, cross R behind L, step L to L side, cross R over L
- **5,6,7&8 Step** L to L side, ¼ turn R stepping R fwd, fwd shuffle on LRL

오른발-대각선 앞(1), 왼발-왼쪽 옆(2), 오른발-위브(3&4), 왼발-왼쪽 옆(5), 오른발-오른쪽 1/4 앞(6), 왼발-앞으로 샤플 (7&8)

S3: ¼ R Monterey Turn, Heel, Together, Heel, Together, Heel Heel

- **1,2,3,4Point** R to R side, turn ¼ R stepping R beside L, point L to L side, step L beside R
- **5&6&,7,8Tap** R heel fwd, step R beside L, tap L heel fwd, step L beside R, tap R heel fwd twice

오른발-몬트래이 오른쪽 1/4 (1, 2, 3, 4), 오른발-(앞) 힐 (5&), 왼발-(앞) 힐(6&), 오른발-(앞) 힐(7), 힐(8),

S4: Fwd, ½ Turn L Flick, Fwd Shuffle, Heel Grind, Step, ¼ L Coaster Step

- **1,2,3&4 Step** R fwd, make a ½ turn L flick R, fwd shuffle on RLR

- **5,6,7&8 Dig** L heel fwd grinding heel turning toes L, step R to R side, turn ¼ L stepping back on L, step R next to L, step fwd L

오른발-앞(1), 왼쪽으로 1/2 턴 오른발 플릭(2), 오른발-앞으로 샤플(3&4), 왼발-힐을 왼쪽으로 돌려 내려놓고(5), 오른발-옆(6), 왼발-왼쪽으로 1/4 코스터 스텝(7&8)

Happy Dancing!

Simple Note

Can't Take my eyes off you, 32C, 4W, Beginner, Cho.-Sally Hung Music-Can't take my eyes off you By Boys Town Gang

S1	R-Cross, Rock, R-1/2 Shuffle, L-Cross, Rock, L-1/2 Shuffle 1, 2, 3&4, 5, 6, 7&8.
S2	R-Cross, Side, R-Weave, L-Side, R-1/4, L-Shuffle. 1, 2, 3&4, 5, 6, 7&8.
S3	R-Monterey 1/4, R-Heel&, L-Heel&, R-Heel, Heel. 1, 2, 3, 4, 5&, 6&, 7, 8.
S4	R-Step, 1/2(left) R-Flick, R-Shuffle, L-Heel Grind, R-Side, 1, 2, 3&4, 5, 6, L-1/4(left) Coaster Step (7&8)

Tag(4 counts) Rocking Chair

2017년도 회원들과 즐겁게 수업하는 장면을 You Tube에 영상을 올렸는데 조회 수가 상상 이상이여서 많이 놀랐다. 댓글을 통해 대부분 사람들이 좋아하는 음악과 즐거운 분위기로 춤추는 모습이 보는 이들에게 호감을 갖게 한다는 것을 알 수 있었다.

20. Trust Me

Count	64
Wall	2
Level	Improver
Choreographer	Geri Morrison (UK)
Music	Vincero-Fredrik Kempe

S1: Cross, Side, Turn ¼ Right, Touch Back, Left Shuffle Forward, Right Shuffle Turn ½ Left

- **1-2Cross** right over left, step left to side
- **3-4Turn** ¼ right and step right back, touch left toe back
- **5&6Shuffle** forward stepping left, right, left
- **7&8Shuffle** forward turning ½ left and step right, left, right (9:00)

오른발-왼쪽 대각선(1), 왼발-옆(2), 오른발-오른쪽1/4 뒤(3),
왼발-뒤 터치(4), 왼발-(앞)샤플(5&6), 오른발-왼쪽 1/2 (뒤) 샤플(7&8)

S2: Back Rock, Left Shuffle Forward, Right Shuffle Turn ½ Left, Back Rock

- **1-2Rock** left back, recover on right

- **3&4Shuffle** forward stepping left, right, left
- **5&6Shuffle** forward turning ½ left and step right, left, right (3:00)
- **7-8Rock** left back, recover on right

왼발-뒤(1), 오른발-제자리(2), 왼발-(앞) 샤플(3&4),
오른발-왼쪽 1/2 (뒤)샤플(5&6), 오른발-뒤(7), 왼발-제자리(8).

S3: Side Rock Turn ¼ Right, Left Cross Shuffle, Side Rock, Kick Twice

- **1-2Rock** left to side, recover on right
- **3&4Turn** ¼ right and cross left over right, step right to side, cross left over right
- **5-6Rock** right to side, recover on left
- **7-8Kick** right diagonally forward, kick right diagonally forward (6:00)

왼발-오른쪽 1/4 옆(1), 왼발-제자리(2), 왼발-오른쪽 대각선 샤플(3&4),
오른발-옆(5), 왼발-제자리(6), 오른발-(왼쪽 대각선 앞) 킥(7),킥(8)

S4: Side Rock, Right Cross Shuffle, 2 X Turn ¼ Right, Left Shuffle Forward

- **1-2Rock** right to side, recover on left
- **3&4Cross** right over left, step left to side, cross right over left
- **5-6Turn** 1/4 right and step left back, turn ¼ right and step right to side

- **7&8Shuffle** forward stepping left, right, left (12:00)

오른발-옆(1), 왼발-제자리(2), 오른발-왼쪽 대각선 샤플(3&4),
왼발-오른쪽 1/4 뒤(5), 오른발-오른쪽1/4 옆(6), 왼발-(앞) 샤플(7&8).

S5: Forward Rock, Back Rock, Triple Step Turn ½ Left, Back Rock

- **1-2Rock** right forward, recover on left
- **3-4Rock** right back, recover on left
- **5&6Triple** in place turning ½ left and step right, left, right
- **7-8Rock** left back, recover on right (6:00)

오른발-락킹 체어(1,2,3,4), 오른발-왼쪽 1/2 뒤 샤플(5&6),
왼발-뒤(7), 오른발-제자리(8).

S6: Triple Step Turn ½ Right, Back Rock, Cross, Step Back, Right Coaster Step

- **1&2Triple** in place turning ½ right and step left, right, left (12:00)
- **3-4Rock** right back, recover on left
- **5-6Cross** right over left, step left back
- **7&8Step** right back, step left together, step right forward

왼발-오른쪽1/2 뒤 샤플(1&2), 오른발-뒤(3), 왼발-제자리(4),
오른발-왼쪽 대각선 앞(5), 왼발-뒤(6), 오른발-코스터 스텝97&8)

S7: Full Turn Right, Step, Turn ½ Right, Diagonal Slide Touch, Heel Switches

- **1-2Turn** ½ right and step left back, turn ½ right and step right forward or walk forward left, right

- **3-4Step** left forward, turn ½ right (weight to right)
- **5-6Step** left diagonally forward, slide/touch right together
- **7&8Touch** right heel forward, step right together, touch left heel forward (6:00)

왼발-오른쪽 1/2 뒤(1), 오른발-오른쪽 앞(2) (*혹은 왼발-걷기, 오른발-걷기), 왼발-앞(3), 오른쪽 1/2 (4), 왼발-왼쪽 대각선 앞(5), 오른발-왼발 옆 터치(6), 오른발-(앞) 힐 터치(7), 내려놓고(&), 왼발-(앞) 힐(8).

S8: & Diagonal Slide Touch, Heel Switches, & Forward Rock, Cross Behind, Touch &Step Left Together

- **1-2Step** right diagonally forward, slide/touch left together
- **3&4Touch** left heel forward, step left together, touch right heel forward
- **&5-6Step** right together, rock left forward, recover on right
- **7-8Cross** left behind right, touch right to side (6:00)

왼발-내려놓고(&), 오른발-오른쪽 대각선 앞(1), 왼발-오른발 옆에 터치(2), 왼발-(앞) 힐(3), 내려놓고(&), 왼발-(앞) 힐(4) 내려놓고(&), 왼발-앞(5), 오른발-제자리(6), 왼발-오른쪽 대각선 뒤(7), 오른발-옆으로 터치(8).

REPEAT

Simple Note

Trust Me, 64C, 2W, Level-Improver, Cho-Geri Morrison,
Music-Vincero by Fredrick Kempe

S1	R-Cross, Side, R-1/4(right)Back, L-Back Touch, 1, 2, 3, 4, L-(fwd)Shuffle, R-1/2(left) Back Shuffle. 5&6, 7&8.
S2	L-Back, Rock, L-(fwd)Shuffle, R-1/2(left)Shuffle, L-Back, Rock 1, 2, 3&4, 5&6, 7, 8.
S3	1/4(right) L-Side, Rock, L-Cross Shuffle, R-Side, Rock, 1, 2, 3&4, 5, 6, R-Kick, Kick(left dia) 7,8.
S4	R-Side, Rock, R- Cross Shuffle, L-1/4(right)Back, R-1/4(right)Side 1, 2, 3&4, 5, 6, L-(fwd)Shuffle (7&8)
S5	R-Rocking Chair, R-1/2(left)Shuffle, L-Back, Rock 1, 2, 3, 4, 5&6, 7, 8.
S6	L-1/2(right)Shuffle, R-Back, Rock, R-Cross, Back, R-Coaster Step 1&2, 3, 4, 5, 6, 7&8.
S7	L-F.T (right), L-Step, 1/2(right), L-(dia)Step, R-Touch, 1, 2, 3, 4, 5, 6, R-Heel & L-Heel (7&8)
S8	& R-(dia)Step, L-Touch, L-Heel&R-Heel&, & 1, 2, 3&, 4&, L-Front, Rock, L-Behind, R-Side Point. 5, 6, 7, 8.

내가 미국에서 만나게 된 "Vincero" 음악의 "Trust Me" 라인댄스는 나에게 행복의 절정을 느끼게 해준 귀한 곡들 중에 하나이다.

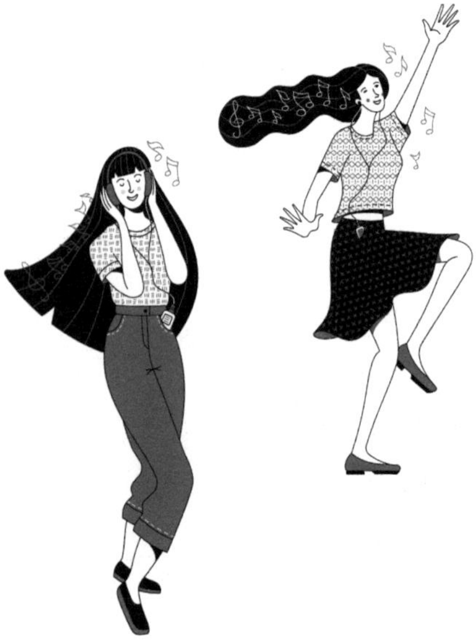

제3부

나의 라인댄스 이야기

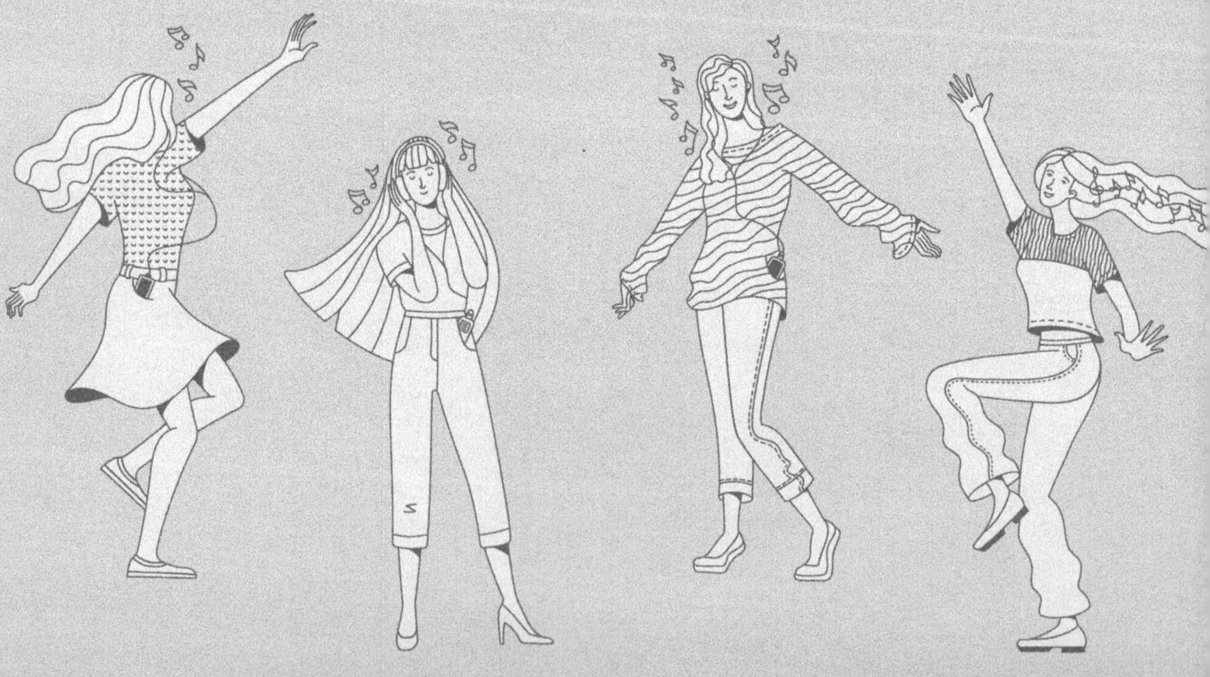

1. 나에게 라인댄스란

장동선 박사는 사람들이 "잘하는 것을 하는 것이 행복할까? 좋아하는 것을 하는 것이 행복할까?"라는 질문에 "잘하고 좋아하는 것보다 내가 어떠한 고통에서도 그 고통을 감내하면서 그 일을 계속하고 있을 때가 가장 행복한 것이다"라는 말을 했다. 나는 그 말을 듣고 가슴이 뛰었다. 많은 갈등과 어려움 속에서도 라인댄스를 할 때가 가장 행복했고 지금도 여전히 댄스를 생각하면 가슴이 뛰고 있으니 나는 정말 행복한 사람임에 틀림이 없다. 나는 댄스를 하면서 행복해 하는 사람들을 볼 때 가장 행복하다. 라인댄스는 분명 나의 삶의 에너지원(원동력)이다.

2. 우연히 미국에서 만난 라인댄스

나는 2004년 어느 날 지인의 권유로 미국 한인 시니어 문화센터에서 라인댄스를 처음 만나게 되었다. 라인댄스의 첫인상은 그렇게 매력적으로 다가오지 않아 춤을 추고 싶다는 생각이 들지 않았다. 그 이유는 라인댄스의 움직임이 역동적이지도 않고, 춤을 추는 사람들의 표정이 행복해 보이지 않았다. 그리고 평소 춤을 잘 추지 못한다는 생각과 오래도록 자신의 감정을 잘 드러내지 못하고 살아온 환경의 영향으로 춤에 대한 선입견도 있었다. 그러나 라인댄스는 동작들은 단순하고 쉬울 수 있으나 방향을 전환하고 스텝의 순서를 기억하여 리듬에 따라 움직이는 동작들이 쉽지 않았다. 더욱이 문화센터의 라인댄스 수업은 여러 가지 갈등으로 분위기가 편치 않아 라인댄스에 대한 호감이 생기지 않았다.

당시 미국 문화센터는 은퇴를 한 사람들이 모여 노래도 하고 운동하면서 스트레스를 해소하고 외로움을 나누는 장소로서의 역할이 컸다. 그런데 센터에서 가장 문제가 되는 것이 라인댄스 수업이었다. 개인차와 수준차가 있는 수강생들과 강사와의 갈등이 노출되어 수업에 어려움을 겪고 있었다. 결국 원장님은 갈등을 해소하기 위한 특단의 조치로 나에게 초보자들을 위한 지도를 해 보라는 권유를 했다. 우선 회원들보다 젊고 친화력이 좋다는 이유로 권유를 받았고 그 시기는 강사라기보다는 회원들과 함께 리듬에 맞춰 움직이는 연습을 해보라는 정도였다. 그러나 결국 강사는 센타를 그만 두게 되면서 나는 나의 의지와 상관없이 라인댄스 강의를 하게 되었다.

3. 운명으로 다가온 라인댄스

나는 문화센터 회원들에게 댄스를 가르치기 위해 YMCA에서 라인댄스 수업에 가게 되었다. 테리가 가르치는 YMCA 라인댄스 수업은 내가 처음 만났던 라인댄스와는 다른 느낌이었다. 테리의 라인댄스 수업은 연령과 성별도 다르고 각자 춤추는 모습이 달랐지만 어색하거나 불편해 보이지 않았고 모두 행복해 보였다. 그들은 오직 음악과 리듬에 몰입되어 춤을 즐기고 있었다. 행복하게 춤을 추는 사람들의 모습을 보며 나도 그들처럼 춤을 추고 싶었고, 내가 가르치는 사람들이 행복하게 춤을 추는 모습을 보고 싶었다. 그러나 나는 처음 라인댄스를 시작했을 때 강사가 나에게 춤을 못 춘다, 춤추는 자세와 몸의 균형이 좋지 않다는 지적으로 춤추는 것이 어색하고 자신이 없었지만 YMCA에서는 편안하게 춤을 출 수 있었다. 왜냐하면 그곳에서는 다른 사람의 시선 뿐 아니라 스스로도 자신의 춤추는 모습을 의식하지 않아도 되었고 테리를 비롯하여 라인댄스 친구들은 낯선 나에게 친절하고 따뜻하게 대해 주었다. 나는 자주 테리와 라인댄스 친구들과 어울리며 그들과 더욱더 친숙해졌고, 특히 라인댄스의 음악과 춤에 매료되어 라인댄스에 점점 빠져들어 갔다.

4. 운명의 만남 테리(Terri Swimmer)

처음 YMCA 라인댄스 수업에서 만난 테리(Terri)는 반바지와 티셔츠 그리고 운동화 차림으로 따뜻한 미소와 부드러운 음성, 차분하게 스텝을 설명하는 모습이 너무도 인상적이었다. 테리의 반바지 차림은 회원들이 움직임을 잘 볼 수 있도록 하는 배려였고, 더욱이 수업을 하면서 스텝이 틀리는 사람이 있어도 지적을 하거나 음악을 중단하는 일이 없이 편안하게 춤을 추도록 해주었다. 테리의 이런 수업 방법은 지금의 나의 강의에 많은 영향을 주었다. 테리는 라인댄스를 추는 것에 대해 이렇게 말했다 "라인댄스를 추는 것은 테크닉을 배우고, 자세를 교정하고, 멋지게 춤을 추는 전문적인 기술을 익히기 보다는 음악에 몰입해서 춤을 출 때 본인 스스로 즐거움을 느끼고 내면의 즐거움을 밖으로 끌어내어 표출하는 것"이라고 했다. 나는 이 말에 크게 공감하고 지금도 자주 회원들에게 이야기하곤 한다. 그래서 나는 회원들에게 잘 추려고 하거나 누구에게 보여주는 춤을 추지 말고 행복감에 집중하여 자연스럽게 춤을 추라고 한다. 나는 지금까지 테리를 강사로서 존경할 뿐 아니라 인간적으로도 사랑한다.

테리는 YMCA에서 아쿠아로빅 강사를 하다가 우연히 라인댄스 강사 모집 광고를 보고 단순히 강의료가 아쿠아로빅 보다 많다는 이유로 지원을 했지만 라인댄스 강의가 너무 재미있었고 여러 사람들과 어울리며 즐거운 시간을 함께하는 일이 너무 행복하다고 했다. 자신도 춤을 전공하지 않았고, 춤을 잘 추지 못한다며 누구든지 자신에게 열정이 있다면 강사를 할 수 있다고 했다. 이 말은 나에게 큰 용기가 되었다. 테리는 나에게 강의에 필요한 음악과 스텝 시트들을 무한 제공해 주고, 본인의 수업뿐 아니라 다른 강사들의 수업도 소개하며 여러 강사들의 수업을 보고 자신의 수업 방법을 연구해 보라고 했다. 그리고 다양한 라인댄스 이벤트에도 참여해서 여러 라인댄서들과의 친분도 만들어 주었고, 안무가들이 직접 춤을 가르치는 라인댄스 워크숍과 라인댄스 파티 등에도 함께 다니며 다양한 경험을 할 수 있는 기회도 주었다. 당시 스텝 시트에만 의존해서 스텝을 익혀야 하는 환경이어서 스텝 시트만으로 알 수 없는 움직임은 직접 테리 집에서 지도를 받으며 라인댄스를 열심히 배워 나갔다. 테리의 도움으로 문화센터 라인댄스 수업을 잘 할 수 있었고 문화센터는 점점 안정을 찾았다.

테리의 추천으로 YMCA 라인댄스 초보반 강의를 할 수 있게 된 것은 감사한 일이다. 특히 YMCA에서의 라인댄스 강의는 나에게 자신감과 자부심을 갖게 해 주었으며 라인댄스 강사로 급성장할 수 있는 계기가 되었다. 운명처럼 테리 선생님을 만난 것은 나에게 정말 행운이었다.

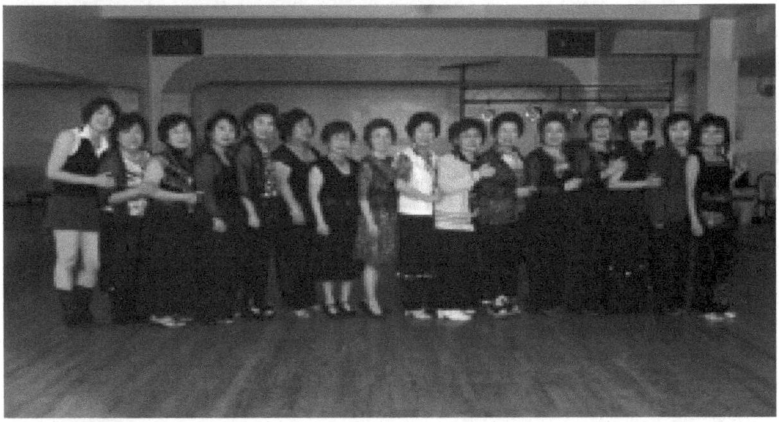

라인댄스 강사가 된 후 나는 원장님과 회원들과 첫 라인댄스 파티를 했다

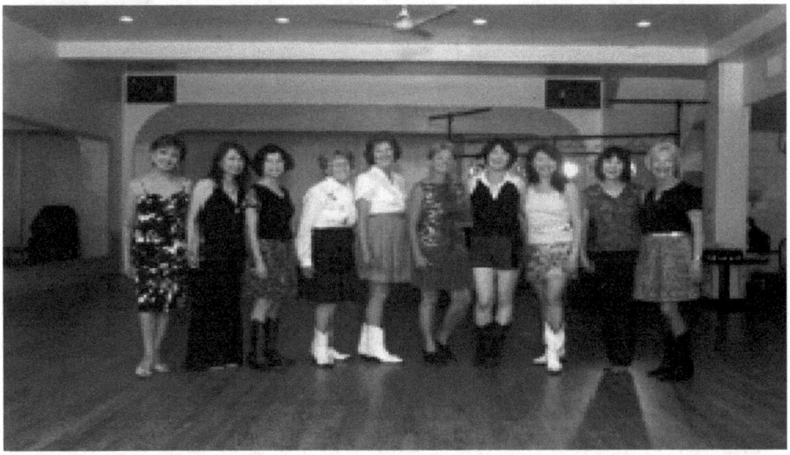

나의 첫 라인댄스 파티에 초대된 YMCA 테리선생님과 라인댄스 친구들

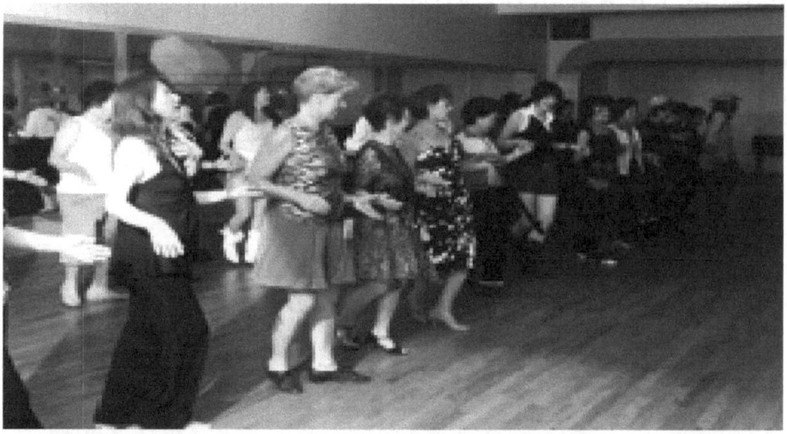

라인댄스 파티에 참여한 YMCA 라인댄스 친구들과 문화센터 라인댄스 회원들이 손을 잡고 즐겁게 댄스를 한다. 언어가 통하지 않아도 서로 친해질 수 있는 이유는 같은 동작으로 춤을 출 때 느끼는 동질감과 소속감일 것이다.

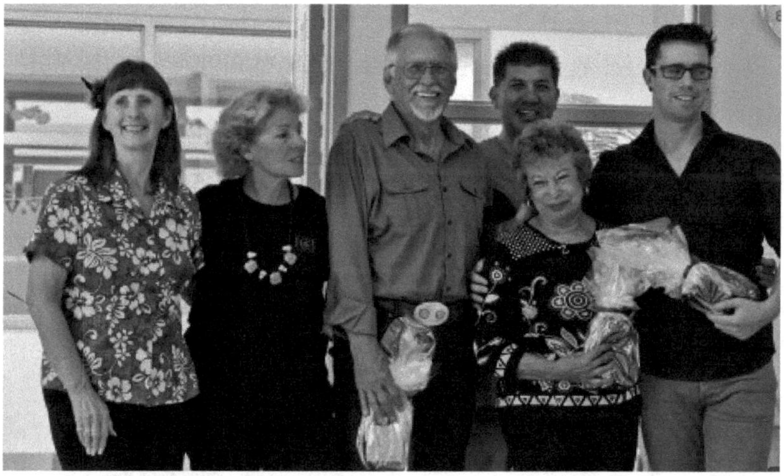

테리의 라인댄스 워크숍에 초대 된 안무가들
(왼쪽으로 Noel Castel, Terri, Paul, Karla, David, Simon Ward)
지금은 고인이 된 Paul의 다정했던 모습이 생각이 난다. 고인의 명목을 빈다

5. 라인댄스 강사로 달라진 나의 모습

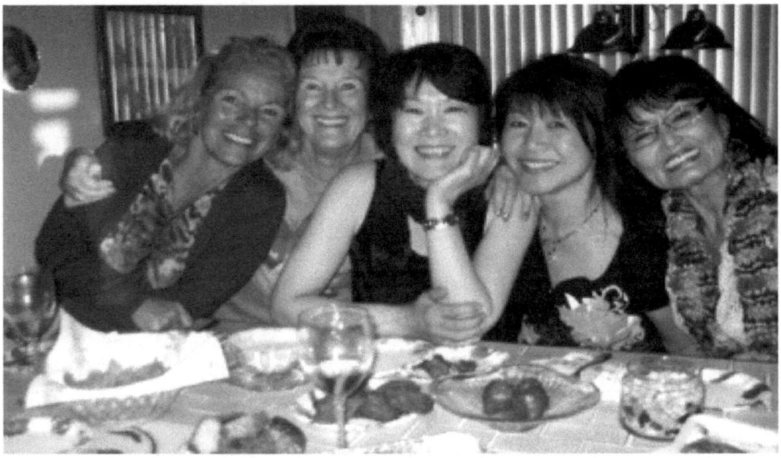

미국을 떠나기 전에 테리 선생님이 가장 친하게 지냈던 라인댄스 동료들을 집으로 초대해서 파티를 열다(왼쪽부터 테리, 카니, 미미, 로즐린, 릴리).

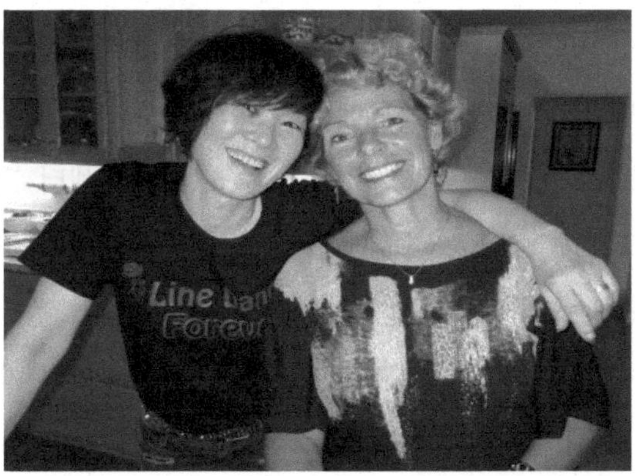

내가 한국으로 돌아 온 이후 다시 미국을 방문 했을 때 테리 집에서 잠시 지냈다.

나의 삶은 라인댄스를 만나기 이전과 이후가 너무도 다른 모습이다. 라인댄스를 하기 전에는 내가 춤을 추고 가르친다는 것을 상상하지 못했던 일이었다. 그러나 라인댄스를 한 이후에는 춤추기를 너무 좋아하고 특히 춤을 가르치는 일을 더 좋아했다. 그리고 무엇보다 나를 행복하게 하는 것은 나와 함께 춤을 추며 즐거워하는 회원들의 반응이었다. 나의 변화된 모습은 가족과 주위의 사람들 뿐 아니라 나 스스로에게도 놀라운 모습이었다. 회원 수가 늘어나면서 원장님과 함께 자체 경연대회, 파티, 피크닉, 여행 등 다양한 이벤트들을 하면서 문화센터는 활기가 넘쳤다. 라인댄스는 나의 내면의 열정과 잠재되어 있던 재능을 이끌어 내어 자신감 넘치는 삶으로 변하게 하였다. 라인댄스는 이렇게 나의 삶의 터닝 포인트가 되어준 기적의 선물이다.

6. 한국에서 새롭게 시작한 라인댄스

1990년에 남편의 미국 주재원 발령으로 미국과 한국을 오가게 되면서 2000년도에 미국 이민을 결정하게 되었다. 그런데 결국 남편은 한국으로 돌아가게 되면서 나는 2008년도에 다시 한국으로 돌아와야 했다. 미국에서 라인댄스로 한창 인기를 누리며 지냈던 문화센터 가족들과 테리 선생님, 그리고 YMCA 라인댄스 친구들과의 이별이 아쉬웠고 미국에서의 라인댄스 강의에 대한 미련이 컸다. 하지만 한국에서 새롭게 시작할 라인댄스에 대한 기대와 설렘을 가지고 한국 생활을 시작하게 되었다. 당시 2008년 한국은 라인댄스가 많이 알려져 있지 않아서 라인댄스를 강의하는 곳을 찾기가 쉽지 않았다. 다행히 지인들의 소개로 주민센터와 문화원, 그리고 교회가 운영하는 문화센터에서 강의를 시작하였다.

그 당시 나의 라인댄스 수업을 수강하는 회원들은 다행히 내가 미국에서 지도하던 라인댄스 지도자의 복장인 청바지와 티셔츠 차림의 나의 모습이 순수하고 매력적으로 보였다고 했다. 그리고 칸츄리 음악의 라인댄스가 사람들에게 매우 신선하게 다가갔다. 대부분 문화센터와 체육센터에서는 에어로빅을 하는 젊은 층들과 댄스스포츠를 하는 일부 계층을 제외한 중장년층들이 즐길 프로그램이 많지 않아 라인댄스는 중장년층 여성들에게 크게 환영을 받기 시작했다. 특히 올드 팝 음원의 라인댄스는 중장년층들의 감성을 자극할 뿐 아니라 그들에게 걸맞은 움직임의 라인댄스라는 입소문을 타고 급성장하기 시작했다. 다행히 많은 곳에서 강의 요청이 왔고 시간이 허락되는 한 조건과 상관없이 강의를 했다.

7. 첫 라인댄스 워크숍을 열다.

라인댄스 회원들과 강의가 많아지면서 강사 배출이 시급하다는 생각을 하게 되었다. 나는 좀 더 많은 곳에 라인댄스를 알리고 싶었고 춤추는 것이 얼마나 행복한 일인지, 또 삶을 어떻게 변화시키는지를 알려주고 싶었다.

나는 결국 2009년 12월 몇 명의 강사들과 함께 댄스스포츠 아트재단법인을 만들었다. 그리고 1년 뒤 2010년 12월 라인댄스 지도자 배출을 위한 라인댄스 워크숍을 하였다. 그리고 나의 첫 워크숍에 테리 부부를 초빙하였고 테리의 한국 방문은 나에게 너무도 큰 기쁨이고 설레는 일이었다.

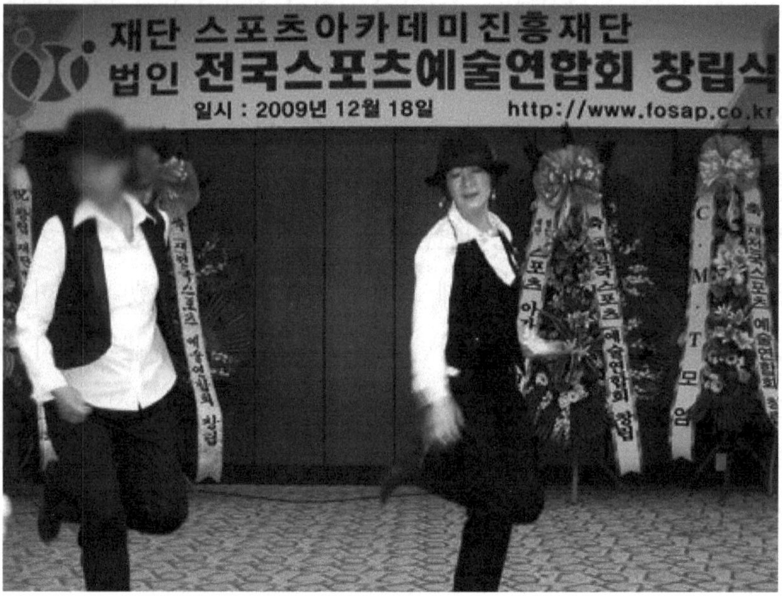

재단법인 스포츠아카데미진흥재단 전국스포츠예술인 창립식에서
라인댄스를 선보이고 있는 모습

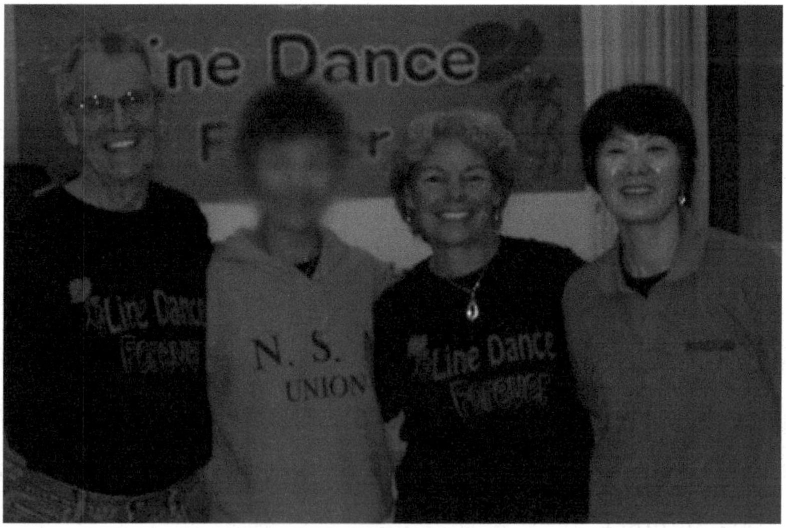

테리 부부와 협회장과 함께

나는 테리에게 한국이 얼마나 멋진 나라인지, 당신의 제자가 어떻게 라인댄스를 하고 있는지, 라인댄스를 얼마나 알리고 싶어 하는지를 보여주고 싶었다. 그런데 이때 마침 북한의 연평도 포격 사건이 터지면서 외신들의 한국 전쟁 위기의 보도가 계속되고 있어 테리 부부는 가족들의 만류로 한국행을 포기하려 했으나, 고민 끝에 나와의 약속을 지키기 위해 워크숍 하루 전날 한국에 입국하였다. 이 일은 지금까지 나에게 큰 감동으로 남아 있다. 테리 부부는 한국에 머무는 동안 워크숍 행사와 나의 라인댄스 수업 참가 그리고 한국여행을 하며 한국에 대해 많은 놀라움과 행복한 추억을 만들고 돌아갔다. 테리는 그때의 일을 자랑스러워하고 지금도 미국에서 테리를 만나면 그때의 일을 이야기하며 즐거워한다.

라인댄스 워크숍은 지도자 배출과 나의 라인댄스 열정을 더욱 뜨겁게 해준 계기가 되었다.

8. 내 삶에 전부가 된 라인댄스

한국에서도 라인댄스에만 전념할 수 있었던 것은 아이들이 모두 미국에 있고, 무엇보다 시모님과 남편의 절대적 지지가 있었기 때문이다.

2010년 이후 한국은 온라인이 활성화되면서 라인댄스가 많이 알려지게 되고 다양한 장소에서 라인댄스를 하는 사람들이 많아지게 되었다. 또한 여러 라인댄스 협회들이 생겨나고, 각종 경연대회와 축제 및 행사에서 라인댄스 공연들이 많아지고 있었다. 나 또한 회원들과 다양한 라인댄스 경연대회와 축제에 참여하고 센터 자체 프로그램 발표회를 통해 라인댄스에 대한 자부심과 자긍심을 회원들과 공유해 나갔다. 그리고 회원들과 여러 곳으로 여행도 하고, 해마다 송년회를 함께 하며 라인댄스를 매개로 끈끈한 우정관계를 유지하며 삶을 공유하고 서로 공감하는 단체를 유지해 나갔다. 그리고 해외 라인댄스 워크숍도 함께 가면서 라인댄스의 질적 향상에도 욕심을 부리며 나의 삶은 온통 라인댄스와 회원들로 채워져 있었다.

9. 에너지 고갈과 뜻밖의 휴식

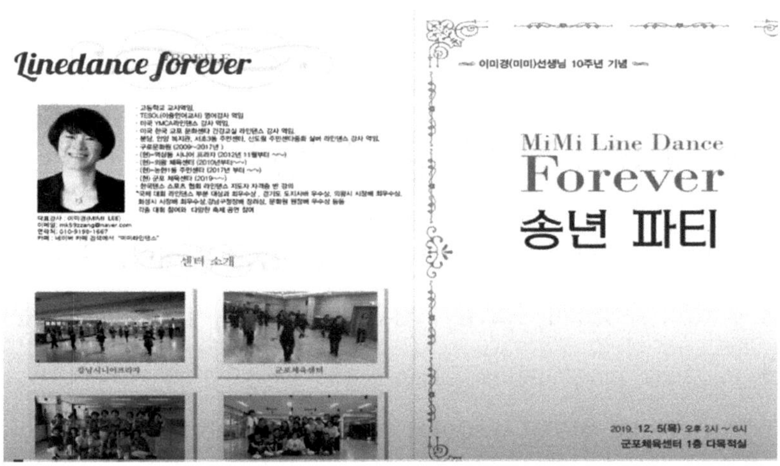

Linedance forever
이미경(미미)선생님 10주년 기념
MiMi Line Dance
Forever
송년 파티
2019. 12. 5(목) 오후 2시 ~ 6시
군포체육센터 1층 다목적실

10주년 송년파티 초대장, 2019. 12. 05

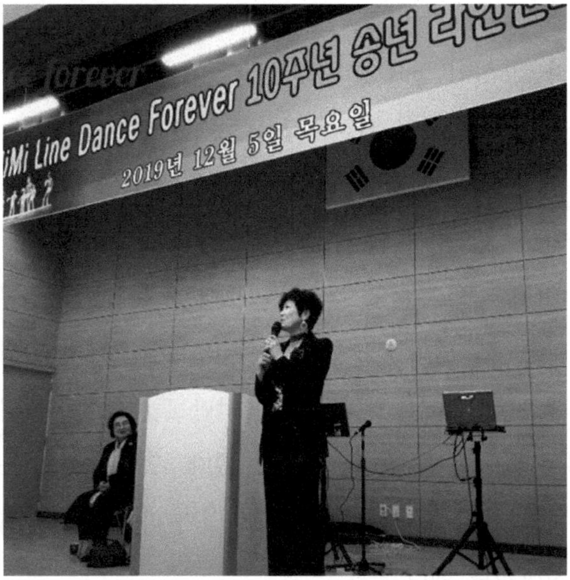
Mi Line Dance Forever 10주년 송년
2019년 12월 5일 목요일

10주년 송년파티 인사말, 2019. 12. 05

2019년에 한국에서의 라인댄스로 온 열정을 바친 10년을 함께 해 온 라인댄스 회원들과 10주년 자축행사를 하기로 했다. 회원들과 주위 사람들에게 박수도 받고 싶었고, 수고했다는 위로도 받고 싶었다. 무엇보다 열심히 살아온 삶을 인정받고 싶은 마음이 컸다. 라인댄스를 사랑한 회원들이 있었기에 내가 여기까지 올 수 있었다는 것도 너무도 잘 알기에 함께 나누고 싶었다. 그러나 이러한 마음은 나 혼자만의 욕심이 되었고 기대는 실망과 서운함으로 남아 10년의 행사 후 에너지가 고갈되고 지쳐있는 자신과 마주하며 회의감에 빠지게 되었다. 열정이 식어 차갑게 변해가는 모습에 스스로 당황스럽기도 했다. 두려운 것은 라인댄스를 계속 할 수 있을까 하는 마음 속의 질문과 마주하는 것이었다.

나는 복잡해진 마음을 안고 남편과 함께 아이들이 있는 미국으로 가기로 했다. 휴식이 필요했고 복잡해진 마음을 정리해야 했다. 지금이 선택과 집중이 필요한 시점이고 오로지 나만 생각해 보기로 했다. 지쳐 있는 나를 위한 시간이 필요하고 몸을 돌봐야 한다는 절박함 속에서도 라인댄스만 생각하는 자신을 보게 되었다. 그래서 자신을 위한 시간을 만들어 새로운 것으로 채워보라는 가족들의 권유로 과감히 센터를 정리하기로 했다. 그러나 아이러니하게도 내가 가장 두려웠던 것은 라인댄스를 못하는 것이었다. 음악만 들어도 몸이 먼저 반응하고 댄스 세포가 살아 움직이는 것을 느꼈다. 그리고 라인댄스를 할 때 가장 행복하다는 것을 너무도 잘 알고 있기 때문에 강남의 센터들은 그대로 유지하기로 했다.

2020년 미국에서 돌아온 그해 2월부터 전 세계가 코로나 사태로 혼란에 빠지게 되었다. 모든 센터들이 휴강에 들어갔고 나는 뜻밖의 휴식기를 가지게 되었다. 처음 몇 개월의 휴강은 선물 같은 휴식이었지만 점점 길어지는 코로나 사태는 라인댄스만 하며 지내 온 나에게는 매우 당황스럽고 지루한 일상이 되었다.

10. "미미 라인댄스포에버" 동아리를 만들다.

MiMi
Line Dance
Forever

코로나로 모임이 제한된 상황 속에서 라인댄스 강사인 제자들과 함께 "미미라인댄스 포에버"라는 동아리를 만들었다. 미미는 미국에서 부르기 쉽고 기억하기 쉬운 나의 닉네임이다. 그리고 "라인댄스 포에버"는 라인댄스여 영원하라는 뜻으로 나의 첫 라인댄스 워크숍에서 만들어져 그 이후 나의 모든 행사에 라인댄스 타이틀로 사용하고 있다.

나는 회원들에게 라인댄스를 해야 하는 이유를 이렇게 설명한다. **라**인댄스를 하시면 **인**생이 즐거워집니다. **댄**스를 하시다 보면, **스**스로 행복해져 있는 자신을 만나게 됩니다. **포**기 하지 마시고, **애**정을 가지고, 욕심과 근심을 **버**리고 댄스를 즐기면 행복한 자신을 만나게 된다며 나의 라인댄스의 애정과 열정을 이 이름으로 설명하곤 한다.

나는 동아리에서 춤을 추는 일 외에 강사 생활에서의 고충, 그리고 수업 시간에 즐기지 못했던 여러 장르의 라인댄스 대한 갈증을 함께 나누고 서로 공감하고 싶었다. 매주 한번 씩 만나서 우리가 추는 모습을 영상으로 만들어 유트브에 올리면서 즐겁고 보람된 시간들을 만들어 가고 있다.

11. 명지대학교 석사학위에 도전하다.

뜻밖의 휴식 시간에 동아리를 만들어 라인댄스를 다시 하고 공연도 하면서 의미 있는 시간을 보내고 있었지만 문득 잊고 있었던 내면의 고민들과 마주하게 되었다. 그것은 댄스를 전공하지 않았다는 것과 댄스를 하기 시작했을 때 들었던 댄스에 적합하지 않은 몸의 균형에 대한 나의 트라우마였는지는 알 수 없지만 채워지지 않은 갈증이 있었다. 그동안 강의를 해오면서 회원들은 나에게 이런 장점이 있다고 칭찬을 한다. 댄스 하는 모습과 강의 방법 그리고 음악 선택이 그 누구보다 탁월하단다. 아울러 열정적인 라인댄스 사랑은 회원들을 춤추고 싶게 만드는 힘을 가지고 있다는 극찬이 강사로서 자부심을 갖게 한다. 그럼에도 나는 부족함에 대한 고민들을 김자형 단장과 가끔 나누곤 했다. 그러던 어느 날 김자형 단장은 나에게 대학원 진학을 추천하였고 나는 명지대학교 통합치료대학원 생활체육교육학과 이정숙 주임교수님을 만나게 되었다. 예전부터 알고 있었던 이정숙 교수님은 나의 라인댄스에 대한 열정과 애정을 너무도 잘 아시기에 대학원 진학을 크게 반겨주셨다. 나는 오랜 라인댄스 강의 경험으로 라인댄스가 치유의 효과가 있다는 것에 확신을 가지고 대체의학으로 치료를 하고 있는 병원에서 유방암 환자들의 치유프로그램으로 라인댄스를 시도하였다. 그리고 갱년기 전후 중장년층 수강생들이 라인댄스를 통해 우울증과 불면 등 여러 증상들이 치유되고 암까지 치유되는 경험도 했기에 라인댄스와 치유에 대해 특히 관심이 많았다. 나는 대체의학으로 무용, 미술, 음악 뿐 아니라 다양한 분야에서 치유에 대한 관심이 높아지고 있는 현대사회는 치유로의 컨텐츠 개발과 연구에 관심이 높아지고 있어 라인댄스의 치유적 효과에 대한 연구의 필요성을 인식하면서 석사과정에 진학하게 되었다.

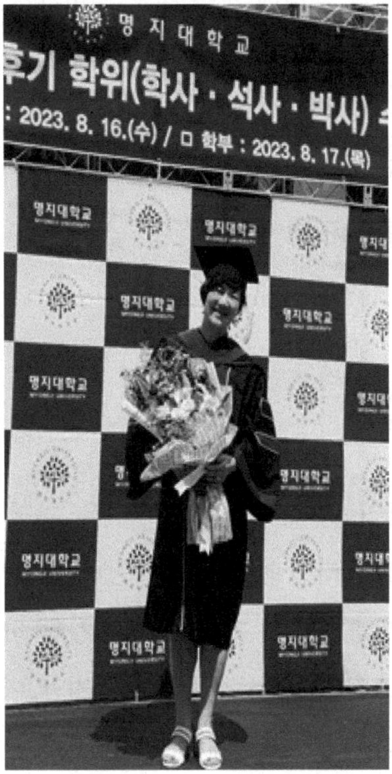

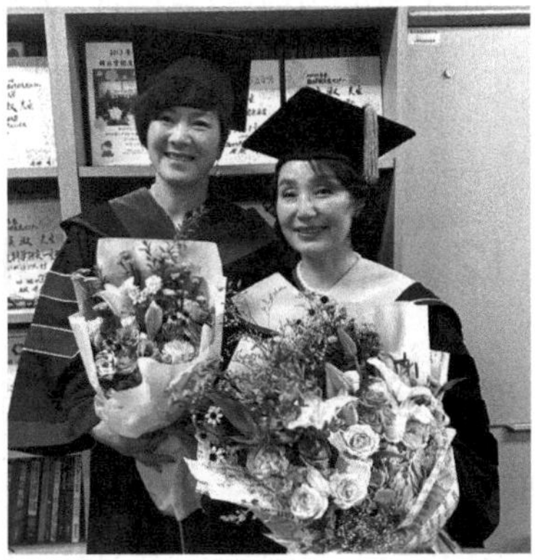

명지대학교 생활체육학 석사학위 취득(2023.08)

늦은 나이에 대학원 진학은 여러 가지로 부담이 되었지만, 열성적인 교수님들의 강의와 여러 분야의 젊은 동료들로 부터 새로운 에너지를 얻는 기회도 되어 주었다. 어느덧 2년 6개월의 대학원 과정을 잘 마치고 석사학위를 취득하게 되었고, 대학원 공부와 학위는 라인댄스 지도자로서의 좀 더 자긍심을 가지고 강의를 할 수 있는 힘이 되어 주었다. 졸업을 앞두고 졸업의 방법을 고민하던 나는 학점으로 졸업하는 방법을 선택했고, 이를 안타깝게 생각하셨던 이정숙 교수님은 나에게 나의 오랜 라인댄스 강의를 통한 여러 가지 경험과 이론을 책으로 정리해 보자는 제안을 하셨다. 책을 쓰기에는 부족하다는 것을 알지만 그동안 나의 라인댄스 삶을 정리해 보는 것도 의미가 있겠다는 생각도 했다. 책을 준비하는 동안 여러 가지 상황에 포기하려고도 했지만, 고민 속에 주저할 때마다 이정숙 교수님의 격려와 남편과 가족의 응원, 그리고 무엇보다 그동안 함께 라인댄스를 해온 제자들과 회원들의 기대로 부담과 용기를 오가며 책을 쓰기로 하였다.

12. 모든 것에 감사하며

책을 준비하면서 라인댄스와 나의 삶과 마주하는 시간을 가졌다. 내가 전혀 예상하지 못한 라인댄스와 라인댄스를 통해 만나게 된 많은 사람들과 함께했던 풍성한 삶의 흔적들에 가슴 벅찬 감사를 하게 된다. 즐겁고 행복하기도 했고 아프고 힘든 시간들도 있었지만 여전히 라인댄스는 나를 가슴 뛰게 한다. 나는 이렇게 가슴 뛰게 하는 댄스를 여전히 할 수 있음에 행복하다. 그리고 그 행복을 나눌 수 있는 사람들이 많다는 것에 항상 감사하다.

참고 문헌

권한경(2011). 중년 여성이 인지하고 있는 삶의 질이 자아 존중감과 생활 만족도에 미치는 영향. 영남대학교대학원 석사학위논문.

김미경(2008). 노인의 댄스요가 여에 따른 라이프 스트레스와 신체적 존중감 및 사회적 행복감의 관계. 한국체육대학교대학원 석사학위논문.

엄유라(2017). 라인댄스 참여 중·노년 여성의 스트레스 해소와 자아존중감이 정서적 행복감에 미치는 영향. 동국대학교 교육대학원 석사학위논문.

윤상문, 백성익(2017). 라인댄스 참여 주부들의 자기관리가 스포츠 가치인식 및 운동지속에 미치는 영향. 한국스포츠학회지, Vol. 15(1).

박정미, 박정배(2017). 여성 라인댄스 참여자의 신체이미지와 심리적 행복감의 관계. 한국엔터테인먼트산업학회논문지, Vol.11(6).

박장근, 김상유, 권상현(2020). 여성 라인댄스 참여자의 신체적 자기개념과 심리적 안녕감 및 삶의 질의 구조적 관계. 한국체육과학회지, Vol.29(3).

임항아(2018). 중 장년층 여성들의 진지한 여가활동(라인댄스) 참여 동기의 변화와 이해. 관광레저연구, Vol.30(8).

윤필규, 노미라, 김재은(2008). 중년여성들의 라인댄스 참여경험과 의미. 한국무용학회지, Vol.17(2).

김영미, 오진숙(2021). 여성 노인의 라인댄스 체험 동기와 의미 탐색. Journal of Digital Convergence, Vol.19(2).

정유경(2020). 라인댄스 장르별 문화예술 교육 프로그램에 관한 실행연구. 연세대학교. 석사학위논문.

김보람(2012). 성인여성 라인댄스 참가자의 운동 정서 몰입 및 지속적 참여 의사의 관계모형 검증. 한국리듬학회지, Vol.5(1).

김영환, 김지영, 윤미정, 이철원, 전용관(2015). 라인댄스. 대한미디어. 서울.

김지영, 윤용진(2012). 라인댄스 교육체계를 위한 지도자의 PCK 탐구: 교육대상별 교수내용지식의 차별화. 한국사회체육학회지, Vol.48(1).

박정미, 박정배(2017). 여성 라인댄스 참여자의 신체이미지와 심리적 행복감의 관계. 한국엔터테인머트산업학회, Vol.11(6).

임향아(2018). 중·장년층 여성들의 진지한 여가활동(라인댄스) 참여동기의 변화와 이해. 한국관광레저학회, 관광레저연구 Vol.30(8).

권인선, 김지연(2021). 라인댄스 프로그램이 고령 암 경험자의 건강 관련 신체활동과 운동 자기효능감 및 삶의 질에 미치는 영향. 한국스포츠학회지, Vol.19(1).

춤 핸드북 3

라인댄스 가이드북

1판1쇄 2024년 5월 29일

저자 이미경 · 이정숙
발행인 이경화

발행처 디자인21
주소 04560 서울특별시 중구 퇴계로 293-1 3층
전화 02-2269-6561(대)
팩스 02-2269-6568
이메일 21publish@naver.com
블로그 https://blog.naver.com/publish21
홈페이지 https://21publish.co.kr

등록번호 제1-1128호
등록일자 1991.2.12

ISBN 978-89-6131-151-9 93680

정가 20,000원